Dʳ Fernand GUENOT

Contribution à l'étude

Clinique, Anatomo-Pathologique et Etiologique

de la

Maladie de Friedreich

LYON. — IMP. A. REY

CONTRIBUTION A L'ÉTUDE

CLINIQUE, ANATOMO-PATHOLOGIQUE ET ÉTIOLOGIQUE

DE LA

MALADIE DE FRIEDREICH

CONTRIBUTION A L'ÉTUDE

CLINIQUE, ANATOMO-PATHOLOGIQUE ET ÉTIOLOGIQUE

DE LA

MALADIE DE FRIEDREICH

PAR

Le Dr Fernand GUENOT

LYON

A. REY & Cie, IMPRIMEURS-ÉDITEURS DE L'UNIVERSITÉ

4, RUE GENTIL, 4

1904

A MON PÈRE

A MA MÈRE

A Mademoiselle Marie CHEVALIER

A MON FRÈRE et A MES SŒURS

A MES PARENTS

A MES AMIS

A mon Président de Thèse,

MONSIEUR LE PROFESSEUR WEILL

Professeur de Clinique infantile.

A MONSIEUR LE PROFESSEUR AGRÉGÉ PIC

Médecin des Hôpitaux.

A M. LE PROFESSEUR AGRÉGÉ SIRAUD

INTRODUCTION

L'idée première de ce travail nous a été donnée par
M. le professeur agrégé Pic. Nous avons essayé de
notre mieux de suivre le chemin qu'il nous a tracé.

Ce n'est pas un travail d'ensemble dans le genre de
la thèse de Soca que nous avons voulu faire ; nous dé-
sirons simplement attirer l'attention sur certains faits
que présentaient nos observations, soit au point de vue
clinique, soit au point de vue anatomo-pathologique.
Enfin nous avons surtout insisté sur l'étiologie, en nous
appuyant à la fois et sur nos observations personnelles, et sur les observations que nous avons pu trouver
dans la littérature médicale, dans lesquelles les antécédents étaient le mieux exposés. Il est, en effet, évident
que, dans le plus grand nombre des cas relatés jusqu'à
maintenant, l'histoire des antécédents est tout à fait
négligée.

Si ce modeste travail pouvait présenter quelque intérêt, c'est à M. le professeur Pic que le mérite en
reviendrait entièrement.

Nous diviserons notre travail en cinq parties :

La première renfermera l'Historique, la Symptoma-
tologie et le Diagnostic ;

La seconde, l'Anatomie pathologique et le Syndrome
bulbaire ;

La troisième, l'Etiologie ;

La quatrième, les Observations ;

Et la cinquième, les Conclusions.

Avant de commencer notre sujet, nous tenons à témoigner notre reconnaissance à tous les maîtres qui ont contribué à notre éducation médicale.

Nous remercions tout d'abord M. le professeur Weil du très grand honneur qu'il nous fait en acceptant de présider la soutenance de notre thèse. Nous tâcherons de tirer le meilleur profit de son haut enseignement clinique.

Nous n'oublierons jamais l'extrême bienveillance de M. le professeur agrégé Pic, médecin des hôpitaux ; il nous a toujours prodigué ses conseils les plus éclairés et son dévouement le plus absolu. Nous sommes heureux de l'assurer ici que nous en garderons précieusement le souvenir.

Nous adressons également nos plus vifs remerciements à M. le professeur agrégé Siraud qui n'a cessé de nous témoigner un grand intérêt durant le cours de nos études.

M. le Dr Cade a obligeamment mis à notre disposition l'observation XXXIV qu'il veuille bien recevoir l'expression de notre sincère gratitude.

M. le Dr Defontaine (du Creusot) nous a toujours bien accueilli à sa clinique chirurgicale, nous l'en remercions vivement.

Que tous ceux, enfin, qui nous sont rendu des services acceptent nos remercîments et soient assurés que nous ne les oublierons pas.

CONTRIBUTION A L'ÉTUDE

CLINIQUE, ANATOMO-PATHOLOGIQUE ET ÉTIOLOGIQUE

DE LA

MALADIE DE FRIEDREICH

CHAPITRE PREMIER

§ 1. — **Historique**[1].

C'est en 1861, au Congrès de Spire, que Friedreich, alors professeur de clinique à Heidelberg, communiqua ses premières observations. Il considéra tout d'abord cette forme d'incoordination motrice comme une variété de l'ataxie locomotrice progressive. Mais, quelques années plus tard, à la suite d'autopsies, dont une de Schultze, où les lésions concordaient entre elles, il déclara qu'il s'agissait d'une maladie nouvelle. Ses mémoires de 1876 et de 1877 dans lesquels il rapportait de nouvelles observations contribuèrent à la faire reconnaître comme une entité morbide. Il lui donna, après Eisenmann, le nom d'*ataxie héréditaire*. Cette dénomination fut vivement critiquée.

Les observations ne tardèrent pas alors à se multiplier ; en Angleterre, celles de Carpenter (1872), Kellog (1875), Dreschfeld, Gowers (1880) ; en Allemagne, celles de Kahler et Pick (1878), Schmidt (1879 et 1885) ; Schultze (1883) ; Mœbius, Leubüscher (1882) ;

---

[1] Déjerine et Thomas.

en Suisse, de Rütimeyer ; en Italie, de Bianchi et Seppili. Mais, en France, l'identité de l'ataxie héréditaire fut longtemps discutée et on l'envisagea tout d'abord comme une association de la maladie de Duchenne et de la sclérose en plaques. C'est Brousse qui, en 1882, sous l'inspiration de Grasset, affirma son autonomie et transforma le nom d'ataxie héréditaire en celui de *Maladie de Friedreich*, tandis que, de son côté, Féré l'appelait *Ataxie familiale*. En 1884, Charcot envisagea définitivement la maladie de Friedreich comme une maladie spéciale et la sépara à la fois et du tabes et de la sclérose en plaques. En 1885, Raymond, dans son article TABES, du *Dictionnaire encyclopédique des sciences médicales*, en fit aussi une affection à part.

Les observations de Joffroy, Blocq, Huet, Gilles de la Tourette, Soca, Ladame, Surmont, suivirent celles de Charcot, Everett, Smith, Newton Pitt, Rütimeyer, Letulle et Vaquez, Blocq et Marinesco, Auscher, confirmèrent dans leurs autopsies les lésions médullaires signalées par Friedreich.

Quelques années plus tard, en 1893, P. Marie fit remarquer que certaines observations publiées sous le nom de maladie de Friedreich offraient avec elle, malgré de nombreuses analogies, des divergences importantes, telles que : exagération des réflexes tendineux, existence de troubles visuels, absence de scoliose, de pied bot. Il en dégagea un état morbide distinct qu'il décrivit sous le nom d' « *Hérédo-ataxie cérébelleuse* ».

Enfin Londe, dans sa thèse en 1895, admet que l'hérédo-ataxie cérébelleuse et la maladie de Friedreich paraissent être deux formes de l'ataxie héréditaire, maladie de développement, et qu'il existe entre elles des types de transition fréquents.

Depuis lors, de nombreux auteurs ont étudié cette intéressante maladie.

§ 2. — **Symptomatologie**.

Le début de la maladie de Friedreich est lent et insidieux. Il a lieu dans l'enfance ou dans la puberté, rarement après.

A côté des débuts tardifs étudiés par Bonnus (th. de Paris, 1898), nous devons signaler les débuts précoces, entre autres le cas de Combes (th. de Montpellier, 1902), où la maladie débuta vers l'âge de deux mois (obs. XV).

D'après Soca, dans une même famille, la maladie de Friedreich débute, à deux ou trois ans près, au même âge chez tous les membres de cette famille qui doivent en être atteints.

Friedreich la croyait prédominante dans le sexe féminin; pour Brousse, elle était également fréquente dans les deux sexes; en réalité, elle semble atteindre davantage le sexe masculin.

L'enfant paraît faible sur ses jambes, tombe souvent, ne peut rester debout sans vaciller. Enfin, petit à petit, apparaissent les symptômes caractéristiques. Ce sont d'abord les *troubles moteurs*.

Ils consistent dans l'*incoordination* et la *titubation*. Le malade s'avance les jambes écartées, projetant maladroitement les pieds de côté et d'autre, en même temps qu'il festonne souvent pendant la marche ; c'est la *démarche tabéto-cérébelleuse de Charcot*.

Lépine a signalé un cas où cette démarche s'accompagnait de propulsion.

Dans la station debout, le malade est obligé, pour ne pas perdre l'équilibre, d'élargir sa base en écartant les jambes ou même de déplacer continuellement les pieds, soit de côté, soit en avant, soit en arrière : c'est l'*ataxie statique de Friedreich*. Mais, peu à peu, malgré ses efforts et les mouvements compensateurs ébauchés, le malade devient impuissant à éviter une chute.

Du côté des membres supérieurs, l'ataxie se manifeste d'abord par une certaine maladresse dans les mouvements un peu délicats, tels que les travaux de couture, l'acte de boutonner des habits ; puis elle augmente d'intensité et devient caractéristique. La main plane au-dessus de l'objet visé (Marius Carré) et s'abat sur lui comme un oiseau de proie (Charcot).

Le tremblement intentionnel se rapproche souvent de celui de la sclérose en plaques.

L. D... (obs. XXI) avait un tremblement intentionnel très marqué, n'empêchant pas la main, il est vrai, d'atteindre le but visé. Mais c'est surtout chez B... (obs. XXXIV) que le tremblement était accusé. Il existait aussi au repos, mais il s'exagérait à l'occasion des mouvements volontaires et, bien que la direction du mouvement fût conservée, le malade ne pouvait atteindre son but sans le secours de l'autre main. Ce tremblement offrait donc beaucoup de ressemblance avec celui de la sclérose en plaques; il atteignait toute la main, avec tremblement isolé des doigts, toute l'extrémité du membre ; enfin, dans la marche comme dans la station debout, il existait des tremblements étendus généralisés à tout le corps et distincts des mouvements choréiformes (obs. XX, XLIV).

Le malade écrit lentement, l'écriture est tremblée, inégale ; les traits sont faits par saccades et chaque ligne est tracée en plusieurs fois; c'est une suite de lignes brisées plus ou moins espacées.

Elle reste cependant presque toujours possible dans une certaine mesure ; mais, à une période avancée de la maladie, elle devient absolument illisible.

La *langue* présente généralement du tremblement fibrillaire (obs. XXXIV), quelquefois même des mouvements en masse (obs. XXI).

Les *troubles de la parole* sont constants ; leur absence est rarement constatée (obs. XIV). Ils surviennent généralement peu à peu et vont en augmentant d'une façon lente et progressive, la rendant de plus.en plus difficile à comprendre. Ils se manifestent sous des formes variées : la parole peut être saccadée (obs. I, XLIV), puis scandée (obs. I, XXII) et suspirieuse (obs. I, XXI); d'autres fois, elle est traînante, pâteuse, inégale, explosive, bitonale, nasonnée (obs. XXII). Il n'y a pas de saut de syllabes, mais certains mots peuvent être répétés (obs. XXXIV). Le caractère *suspirieux* de la parole mérite d'attirer l'attention ; le malade semble parler dans un soupir et faire des efforts extraordinaires pour arriver à émettre sa voix (obs. I, XXI); il a conscience de ces efforts. La parole de la maladie de Friedreich présente des analogies avec celle de la sclérose en plaques; on peut cependant dire qu'elle est plus explosive et moins nettement scandée que celle-ci.

Le *signe de Romberg* manque souvent, mais il est loin d'être une exception et on le rencontre dans de nombreux cas (obs. V, VII, XIV, XVIII, XX, XL).

Instabilité choréiforme de Charcot. — Outre les troubles des mouvements volontaires, on observe souvent, dans un tiers des cas, d'après Soca, des mouvements involontaires tout à fait spontanés.

Ils révèlent une espèce d'inquiétude du malade, un besoin particulier de mobilité. Leur siège est variable. Les mouvements les plus connus sont ceux de la tête auxquels s'unissent souvent ceux du tronc (obs. XXXIV). Ils ne sont pas continus; leur apparition est plus fréquente à l'occasion des mouvements volontaires. Leur intensité n'est jamais très grande et le malade peut toujours l'arrêter par l'influence de la volonté. Rütimeyer cependant a signalé un cas où les mouvements étaient assez vifs pour qu'on ne pût peigner la malade et que celle-ci ne pût les arrêter d'une manière persistante.

Les mouvements de la tête peuvent présenter certains caractères sur lesquels il est bon d'attirer l'attention. Dans le cas de T... (obs. I) nous voyons que lorsque le malade bouge la tête, elle ne s'arrête pas et subit des oscillations avant d'arriver à l'immobilité. Ces oscillations se faisaient dans le sens transversal, lentement, avec un certain rythme, et l'on ne saurait mieux rendre l'image ainsi produite qu'en disant qu'elles ressemblaient au *balancement de la tête de l'ours.*

Chez L. D... (obs. XXI), les oscillations de la tête deviennent très évidentes lorsqu'on le fait parler ; elles présentent le même caractère de balancement rythmé que dans le cas de T...

Chez Marie D... (obs. XXII), les oscillations de la tête existent également, d'une façon peut-être moins accentuée que chez son frère ; elles se manifestent surtout quand la malade parle. On constate en outre des oscillations du tronc.

Enfin, du côté de la face, on peut observer jusqu'à des grimaces et Soca appelle *nystagmus de la face* l'ensemble des mouvements que l'on y rencontre. Chez L. D..., nous avons observé un plissement très net du front, quand le malade parlait, et de l'écartement des commissures labiales.

Dans un cas de Chauffard, la tête oscillait dans tous les sens arythmiquement dès qu'on faisait asseoir le malade.

Des *mouvements choréiformes*, parfois très accusés, se voient fréquemment du côté des membres (obs. XIII, XIV, XV, XVII, XVIII, XXXII, XXXIV) ; dans certains cas même, on a pu songer momentanément à la chorée (obs. XIII et XV) ; aux membres inférieurs, on a constaté la flexion ou l'extension brusque des orteils, la flexion involontaire, brusque, des cuisses sur le tronc (Chauffard), du pied sur la jambe (obs. XXI).

A côté des mouvements choréiformes, nous devons signaler les phénomènes *athétoïdes*, sur lesquels Chauffard, Londe et Lagrange ont appelé l'attention. Dans le cas de Chauffard, il s'agit d'un petit garçon de huit ans. Lorsqu'on le soutient et qu'on le fait marcher, dit-il, les membres supérieurs présentent des attitudes athétoïdes très remarquables, tandis qu'aux membres inférieurs, ce sont « des mouvements de jambe convergents, arrondis, faisant passer une jambe par devant l'autre. Rien de plus frappant que ce caractère rond, saccadé et d'amplitude exagérée des mouvements de progression. Livré à lui-même, ce malade est réduit à marcher à quatre pattes. »

Dans les observations de Londe et Lagrange, ce n'est également qu'à l'occasion d'un mouvement voulu que se montre l'attitude athétoïde des extrémités. Plus le mouvement est complexe, plus la déformation s'accuse.

Chez L... D. (obs. XXI), les mouvements athétoïdes sont très prononcés ; ils ne surviennent généralement qu'à l'occasion des mouvements volontaires, mais de temps à autre on en observe pendant le repos. On les constate surtout aux membres supérieurs. Ils ont très nettement un caractère de reptation.

Chez Marie D... (obs. XXII), nous avons constaté aussi ces mouvements athétoïdes avec ce même caractère de reptation.

Le *Pied bot de Friedreich*, bien étudié par Soca, par Joffroy, par Cestan, est un des meilleurs symptômes de la maladie de Friedreich. Le moment exact de son apparition est difficile à déterminer. Les deux pieds sont pris simultanément ou successivement.

Le pied est raccourci, en équin varus ; les orteils

sont dans l'extension pour la première phalange et dans la flexion pour les autres ; la première phalange du gros orteil est encore davantage relevée. Le dos du pied est convexe, saillant en dos d'âne, au niveau des os du tarse. Les tendons des muscles extenseurs font saillie. La plante du pied est profondément excavée, surtout au niveau du bord interne ; le talon antérieur fait saillie.

Cette attitude vicieuse est tout d'abord réductible, mais peu à peu elle devient fixe.

Soca décrit trois variétés de pieds bots :

1° Pied bot avec redressement des orteils ou forme habituelle ;

2° Pied creux sans redressement des orteils ;

3° Pied à courbure normale, sans redressement.

D'après Cestan, la première forme n'appartient pas exclusivement à la maladie de Friedreich ; on peut la constater encore dans les affections spasmodiques, c'est-à-dire toutes les fois que la voie pyramidale est altérée. Dans d'autres cas, d'après Déjerine et Thomas, le pied de Friedreich serait plus justement comparé au pied bot varus équin de certaines atrophies musculaires.

Il est signalé comme absent dans l'observation XXX.

« *Main Bote* ». — « A côté du « pied bot » des auteurs classiques, on peut décrire, disent MM. Cestan et Sicard, une « main bote » dans la maladie de Friedreich. » Voici comment ils décrivent ce nouveau signe qu'ils ont observé huit fois sur neuf cas :

« La main bote se présente avec ses véritables

caractères lorsqu'on ordonne au malade d'étendre brusquement la main et les doigts dans la position du serment, par exemple. On voit alors les doigts s'écarter légèrement les uns des autres, la première phalange étant en extension forcée, les deux autres en flexion ; le pouce est en abduction et moyennement fléchi. Au niveau de la face palmaire, l'aspect est caractéristique. Il existe une exagération très accusée du creux normal central. Ce méplat, limité en avant par la saillie très exagérée des articulations métacarpo-phalangiennes, est bordé, sur les côtés latéraux et postérieurs par les saillies thénar et hypothénar. La face dorsale, le dos de la main, présente, par suite, une exagération de sa convexité et les gouttières intermétacarpiennes s'y devinent plus nettement. Dans la position du repos, la main reprend, à peu de chose près, son aspect normal. »

Ces auteurs attribuent la pathogénie de cette déformation à un certain degré de parésie locale des interosseux et des lombricaux et non à la motricité des muscles de l'avant-bras. Il n'existe d'ailleurs ni rétraction tendineuse, ni modification des surfaces articulaires. Pour eux, la « main bote » est d'une fréquence aussi grande que le pied de Friedreich et s'accuse d'autant plus que le malade reconnaît une évolution plus longue.

Cette description dë la « main bote » nous paraît exacte, car celle-ci existe chez nos deux malades encore vivants (D... frère et sœur, obs, XXI et XXII) et y est accompagnée de mouvements athétoïdes.

La *scoliose* est aussi un symptôme précieux, car elle

manque rarement (obs. XXXI et XXXII). Dans la majorité des cas, elle apparaît quelques années après le début de la maladie. Elle est le plus souvent dorsale et à convexité droite, s'accompagnant d'une courbure de compensation dans la colonne lombaire. Chez L. D... (obs. XXI), la scoliose est dorso-lombaire à convexité gauche ; chez sa sœur (obs. XXII), la convexité est également tournée à gauche. B... (obs. XXXIV) présentait une cyphose cervico-dorsale à grande courbure avec légère concavité gauche. T... (obs. I) ne présentait pas de scoliose.

La cypho-scoliose est la déviation la plus habituelle.

Troubles de la sensibilité. — Les *douleurs fulgurantes* sont loin d'être constantes, sans doute, mais la plupart des auteurs signalent leur absence comme un signe caractéristique entre la maladie de Friedreich et le tabes, et cette opinion ne doit pas être aussi rigoureuse, car les cas commencent à être nombreux où on les a constatées. Friedreich lui-même, Déjerine, Carré, Charcot, Soca (obs. V), Combes (obs. XV), Botkine (obs. XVI). Philippe et Oberthür, Bonnus (obs. XXX et XL), Ribel, les ont rencontrées. T... (obs. I) n'en a pas présenté. Mais L. D... (obs. XXI) en a ressenti pendant plusieurs mois ; elles siégeaient dans le membre supérieur droit et dans le membre inférieur gauche où elles s'accompagnaient d'une contracture douloureuse en flexion forcée de la jambe et de la cuisse, sans qu'il y ait, à ce niveau, aucun signe de localisation articulaire.

B... (obs. XXXIV) a éprouvé des douleurs passagères

à caractère fulgurant dans les membres inférieurs et dans les membres supérieurs.

Les douleurs fulgurantes peuvent donc siéger aux membres inférieurs, au niveau du genou, trajet du crural, mollets, pieds et s'étendre même aux membres supérieurs. Elles surviennent soit au début, soit au cours de l'évolution de la maladie, et elles semblent durer moins longtemps que celles du tabes.

Les douleurs vagues, sans caractère déterminé, sont assez fréquentes (obs. IX) (obs. XXII).

Analgésies viscérales. — MM. Cestan et Sicard les ont étudiées dans la maladie de Friedreich, spécialement la *testiculaire* (Pitres) et la *trachéale* (Sicard) qui sont les deux plus connues et les plus simples à rechercher. Ils ont observé 9 Friedreich (4 hommes et 5 femmes) ; à ce point de vue. 8 sur 9 présentaient l'analgésie trachéale, 3 sur 4 l'analgésie testiculaire. Le malade chez lequel la sensibilité testiculaire était conservée avait gardé aussi sa sensibilité trachéale.

Ces troubles de sensibilité viscérale se sont présentés à toutes les périodes évolutives de la maladie. Leurs observations portaient, en effet, sur des types de durée différente, de quelques mois à vingt-six ans.

D'après Cestan et Sicard, ces analgésies, qui n'avaient pas encore été étudiées jusqu'ici au cours de la maladie de Friedreich, offrent les mêmes caractères cliniques que celles du tabes, et ne sauraient être, par suite, rapportées à une association hystéro-organique.

Ils font remarquer chez leurs malades l'opposition très marquée au point de vue clinique entre ces anal-

gésies et l'intégrité à peu près complète de la sensibilité cutanée. Quant à leur nature, elle est discutable.
Doit-on, comme dans le tabes, incriminer une pathogénie sympathique ? Doit-on leur assigner une origine
purement médullaire ? Des examens anatomo-patho-
géniques pourraient seuls apporter quelques renseignements (Cestan et Sicard).

Nous avons recherché les analgésies trachéale et testiculaire chez L. T. et nous avons constaté que la
pression de la trachée, pas plus que celle du testicule
ne déterminait chez notre malade aucune douleur si
légère fût-elle.

L'*anesthésie* n'appartient guère à la symptomatolo-
gie de la maladie de Friedreich ; pourtant quelques
auteurs, entre autres Soca, sont d'avis qu'on l'y ren-
contrerait assez souvent si on prenait la peine de la
rechercher avec soin.

T... (obs. I) a présenté quelques mois avant sa mort
une hémianesthésie gauche complète au tact et à la
piqûre et une anesthésie presque complète de l'œil
gauche le jour de son décès. Cette hémianesthésie
gauche était probablement due au ramollissement cérébral qui siégeait du côté droit.

L. D. (obs. XXI) n'a pas présenté d'anesthésie, ni
d'hyperesthésie à la piqûre, jusqu'à maintenant.

Chez M. D... (obs. XXII) nous n'avons pas constaté
d'anesthésie aux membres supérieurs, mais une hyperesthésie légère, aux membres inférieurs et une anesthésie pharyngée.

D'après P. Marie, il existerait dans certains cas une
véritable hémianesthésie qui pourrait être le plus sou-

vent considérée comme de nature hystérique, l'hystérie s'associant, dit-il, à la maladie de Friedreich, comme
elle le fait si fréquemment avec la sclérose en plaques
ou avec le tabes.

Quant au *sens musculaire*, les auteurs ne sont pas
absolument d'accord sur la question de savoir s'il est
intégralement conservé.

Chez T... (obs. I), il y avait conservation de la notion
de pression, mais perte presque absolue de la notion de
position.

Chez L. D. (obs. XXI), le sens musculaire est altéré.
Ainsi aux membres supérieurs, le malade sent sa main
droite placée sur sa main gauche, mais si l'on place la
main gauche sur la droite, il dit que ses mains ne sont
pas l'une sur l'autre. Aux membres inférieurs, il sent
sa jambe croisée sur la droite, mais dans l'ordre inverse, il ne sent rien. Il ne se rend pas non plus compte
quand ses jambes pendent en dehors du lit.

Les picotements, les fourmillements, les sensations
d'engourdissement dans les membres inférieurs ou
supérieurs sont quelquefois signalés. Chez Marie D., le
début a été marqué par de l'engourdissement des
jambes.

La force musculaire reste bien rarement tout à fait
intacte, mais la diminution peut être plus ou moins
grande. Chez L. D., on sent à peine que le malade vous
serre la main.

En somme, la sensibilité tactile, douloureuse, ther-
mique, électro-musculaire, dans toutes ses formes ou
seulement dans l'une quelconque d'elles peut donc être
ou absente, ou diminuée, ou conservée.

Quant au sens stéréognostique, il nous paraît aboli chez L. D. qui n'a pu nous donner aucun détail sur différents objets (pièce de monnaie, montre) que nous lui avions mis dans les mains.

Réflexes. — Les *réflexes superficiels* ou cutanés n'obéissent à aucune règle fixe. Tandis que l'un est conservé ou supprimé, l'autre ou les autres peuvent être absents, normaux, diminués, etc. Cestan, Déjerine, Thomas ont observé le Babinski.

Les *réflexes tendineux* sont presque toujours abolis, surtout le réflexe rotulien *(signe de Westphal)*. Quelquefois, ils sont simplement diminués au début de la maladie et disparaissent plus tard au cours de l'évolution. Certains auteurs signalent les réflexes tendineux comme augmentés, mais s'agit-il alors véritablement de Friedreich purs? Nous relatons plus loin un cas de Botkine (obs. XVI) où les réflexes rotuliens étaient exagérés, mais nous faisons toutes nos réserves sur le diagnostic ainsi porté par cet auteur.

Chez T... (obs. I) le réflexe rotulien, d'abord seulement diminué à gauche, fut aboli quelques mois plus tard.

Cette abolition totale des réflexes rotuliens contrastait chez lui avec l'état permanent de contracture de ses membres inférieurs..

Les réflexes cutanés étaient également supprimés.

Dans les observations V et XX, les réflexes cutanés étaient conservés et les tendineux étaient abolis.

Chez L. D... (obs. XXI), les réflexes cutanés et les tendineux étaient abolis, de même dans l'observation XXXIII.

Chez M. D... (obs. XXII), réflexes rotuliens abolis.

Chez B... (obs. XXXIV), réflexes rotuliens abolis, réflexes tendineux conservés aux membres supérieurs, réflexes cutanés normaux.

Dans l'observation XLIV, les réflexes rotuliens étaient conservés.

Troubles sensoriels. — Le *nystagmus* est un phénomène très souvent signalé, mais il peut aussi faire complètement défaut (obs. XVII, XIX, XXI, XXII, XXX, XXXIV). Il est surtout horizontal et n'existe généralement pas en dehors de la fixation d'un objet (obs. XVI, nystagmus vertical). Il pourrait être aussi provoqué par la rotation du malade suivant son axe vertical (Mendel[1], Geigel). Ces secousses nystagmiformes sont plus amples mais moins nombreuses que celles du nystagmus de la sclérose en plaques ou du nystagmus provenant d'un vice de réfraction (Rouffinet).

Schultze (*Deutsche Zeitschr. f. Nervenheilk*, 1894) a fait faire à un de ses élèves, Offergeld, des recherches sur l'existence de ce phénomène, chez les individus sains, et celui-ci a trouvé les secousses nystagmiformes dans 75 pour 100 des cas, mais le plus souvent la secousse était unique ; plus l'exploration était répétée, plus le phénomène s'accentuait, surtout quand on ménageait des changements dans l'éclairage. C'est pourquoi Schultze ne leur accorde qu'une importance

---

[1] Le cas de Mendel est rangé actuellement dans l'hérédo-ataxie cérébelleuse.

modérée dans le diagnostic de la maladie de Friedreich.

La *paralysie des muscles de l'œil* semble être extrêmement rare, il y en a cependant plusieurs cas signalés (Joffroy, Gowers, Mendel, Ormerod) ; il s'agissait toujours de paralysies partielles de la troisième paire ; mais ces cas ne sont pas tous absolument purs.

Le *nerf optique* et la *fonction visuelle* peuvent être considérés comme indemnes ; ce n'est que dans de rares cas (Friedenreich, Rouffinet) qu'on a constaté de la névrite optique, de l'altération de la papille (obs. XXXII), de la diminution de la vue (obs. I, obs. XXII).

Les réactions de la pupille sont normales : ni mydriase, ni myosis, ni phénomène d'Argyll-Robertson (obs. XXXIV, inégalité pupillaire ; obs. XX, anesthésie conjonctivale).

Sauf exception, pas d'altérations de l'ouïe (obs. I, obs. XXI), du goût, de l'odorat.

Troubles génito-urinaires. — Les troubles vésicaux sont exceptionnels ; quand ils existent, ils sont passagers et toujours peu importants. T... (obs. I), a présenté de l'incontinence d'urine ; L. D... (obs. XXI), quelques rares accès de rétention ; M. D... (obs. XXII), et B.., (obs. XXXIV), de la constipation.

Les fonctions génitales sont rarement altérées et conservent leur intégrité aussi bien chez la femme que chez l'homme. M. D... a eu un peu d'aménorrhée avec épistaxis supplémentaires au début de ses règles ; depuis, elle a toujours été réglée d'une façon régulière.

B... était marié et avait un enfant.

L. D... a toujours de temps à autre des érections.

Troubles cérébraux. — La *céphalalgie* est assez fréquente, variable comme durée et presque toujours paroxystique. Chez T..., elle était à prédominance frontale ; chez L. D., elle était occipitale. Les maux de tête sont également signalés dans les observations XVI, XVIII, XXX, XL.

L'*intelligence* demeure intacte, malgré l'air hébété du malade. Cependant l'état psychique est un peu particulier ; on rencontre quelquefois un rire bruyant, involontaire et impulsif, et un certain degré d'émotivité (obs. XX, XXI, XXII, XXXI).

Les *vertiges* s'observent quelquefois ; ils surviennent par accès ou existent à l'état permanent, constituant ainsi un véritable état vertigineux qui vient encore compliquer l'incertitude de la marche et de la station ; ils ne s'accompagnent pas de perte de connaissance.

Chez T..., les vertiges durèrent depuis quatorze ans jusqu'à vingt ans, époque à laquelle ils finirent par disparaître ; leur durée était d'un quart d'heure environ ; ils survenaient à certaines périodes tous les jours quoique sans régularité, puis disparaissaient pendant quelques semaines pour reparaître ensuite avec les mêmes caractères. Il n'y avait ni nausées, ni vomissements, ni perte de connaissance. B... a éprouvé également parfois des vertiges.

Les *troubles trophiques*, si l'on ne range pas parmi eux le pied bot et la scoliose, sont exceptionnels.

L'*atrophie musculaire*, quand elle existe (Joffroy, Déjerine) n'a point de siège d'élection, ni de systématisation; elle est disséminée (obs. XXI, XXXIV).

L'*hypotonie musculaire* est constante, elle peut atteindre un degré très élevé ; elle est un des facteurs de la scoliose, du pied de Friedreich, de la main bote.

Les *troubles vaso-moteurs et sécrétoires* sont assez fréquents. Chez M. D..., nous avons observé au pied et à la jambe du refroidissement, une coloration violacée, de l'œdème.

Le refroidissement se constatait facilement à la main et la malade le ressentait également.

La coloration violacée s'étendait jusqu'au genou, la pression du doigt la faisait disparaître momentanément.

Un œdème peu apparent occupait les malléoles, le dessus du pied et la partie inférieure de la jambe.

A l'auscultation on ne trouvait aucune lésion cardiaque.

Du côté des appareils glandulaires, on a signalé la salivation (obs. XVI), (obs. XXI), la polyurie, l'hyperhydrose.

Les *fonctions organiques* s'accomplissent en général normalement. T..., a présenté dès son entrée au Perron une arythmie très marquée et, quelques jours avant sa mort, une dyspnée spéciale à type expiratoire, phénomènes qui sont rares dans la maladie de Friedreich.

A un certain moment, L. D... a eu des accès de suffocation durant deux à trois minutes et revenant sans intervalles réguliers, aussi bien la nuit que le jour. En outre, la déglutition est difficile chez lui ; il s'engoue facilement et, pour y remédier, il tend le cou comme un canard.

En somme, en modifiant un peu le tableau de Soca, nous dirons que la « série de Friedreich » peut comprendre :

I. *Troubles moteurs:*
> Démarche tabéto-cérébelleuse de Charcot.
> Ataxie statique de Friedreich.
> Tremblement intentionnel.
> Instabilité choréiforme de Charcot.
> Phénomènes athétoïdes.
> Signe de Romberg inconstant.
> Signe de la tête de l'ours.

II. *Troubles de la parole.*

III. *Troubles spéciaux :*
> Pied bot de Friedreich.
> Main bote de Cestan et Sicard.
> Scoliose.

IV. *Troubles sensitifs :*
> Divers.
> Douleurs fulgurantes peu fréquentes, mais non d'une rareté absolue.
> Douleurs vagues.
> Analgésies viscérales. Anesthésie. Hyperesthésie.
> Altération plus ou moins grande du sens musculaire.

V. *Troubles sensoriels :*
> Nystagmus inconstant.
> Vue, ouïe quelquefois diminuées.
> Goût, odorat, intacts.

VI. *Troubles des réflexes :*
> Réflexes cutanés, pas de règle fixe.
> Réflexes rotuliens abolis ou très diminués.

VII. *Troubles génito-urinaires :*
> Exceptionnels, Incontinence d'urine. Rétention.

VIII. *Troubles cérébraux :*
    Céphalalgie fréquente. Vertiges.
    Intelligence intacte.

IX. *Troubles vaso-moteurs :*
    Refroidissement, coloration violacée, œdème des
        membres inférieurs.

X. *Troubles sécrétoires :*
    Salivation. Polyurie. Hyperhydrose ont été constatés.

XI. *Troubles trophiques :*
    Néant. Quelquefois atrophie musculaire disséminée et
        hypotonie musculaire.

XII. *Troubles organiques :*
    Dyspnée.
    Palpitations.
    Troubles de la déglutition.

Début dans l'enfance ou dans la puberté, rarement après.

Caractère familial fréquent, mais non constant.

Ce tableau nous servira pour établir le diagnostic de la maladie de Friedreich avec les affections qui peuvent s'en rapprocher.

Evolution.— L'évolution est lente, mais inexorablement progressive.

La maladie peut rester de longues années sans s'aggraver, puis, soit par le fait d'une affection intercurrente, soit sans cause appréciable, elle recommence sa marche interrompue.

A la période terminale, le malade est un véritable infirme ; on est obligé de lui venir en aide pour le faire boire, manger et pour l'habiller. Il reste perpétuellement assis ou couché.

3º Avec l'*Ataxie cérébelleuse.*

Les signes communs sont : les troubles de la parole, le caractère titubant de la démarche.

Les signes particuliers à l'ataxie cérébelleuse sont : le début plus tardif, ni pied bot, ni scoliose, les membres supérieurs rarement atteints, les réflexes habituellement exagérés, l'évolution moins lente.

4º Avec l'*Hérédo-ataxie cérébelleuse.*

Le diagnostic est difficile. Les caractères particuliers à l'hérédo-ataxie cérébelleuse sont : l'exagération des réflexes, des phénomènes spasmodiques variés, des troubles visuels.

5º Avec la *Névrite interstitielle hypertrophique et progressive* de l'enfance de Déjerine et Sottas.

Les signes communs sont : l'abolition des réflexes, les déformations des pieds et de la colonne vertébrale, le nystagmus, les troubles de la parole, l'incoordination, etc.

Les signes particuliers à cette névrite sont : l'atrophie musculaire, les troubles très marqués de la sensibilité, avec retard dans la transmission, le degré moindre de l'ataxie, le myosis avec signe d'Argyll-Robertson, l'hypertrophie des troncs nerveux perceptibles à la palpation sous forme de cordons durs et noueux.

6º Pour être complet, citons encore le diagnostic qui pourrait à la rigueur se poser avec la chorée de Sydenham, la chorée chronique, l'athétose double, les tumeurs cérébelleuses.

CHAPITRE II

§ 1. — **Anatomie pathologique**.

Nous décrirons brièvement les lésions rencontrées
dans la maladie de Friedreich, et nous en rapprocherons celle de l'autopsie de T..., faite par MM. Pic et
Bonnamour (obs. I). L'autopsie de B... (obs. XXXIV)
n'avait pas été effectuée très complètement et le temps
nous a manqué pour faire les recherches nécessaires.

On peut dire qu'actuellement il existe une vingtaine
environ d'autopsies complètes de maladie de Frie-
dreich ; ce sont celles de Friedreich, Schultze, Newton
Pitt, Rütimeyer, Letulle et Vaquez, Marinesco, Gui-
zetti, Mirto, Burr, Dana, Clarke, Simon et Philippe,
Bonnus, Mackay, Richardson, Vincelet, Philippe et
Oberthür, Dumon ; nous y adjoindrons donc celle de
Pic et Bonnamour.

Cerveau. — Le cerveau a semblé normal dans toutes
les observations ; mais il n'en était pas ainsi dans celle
de T... Le cerveau présentait un ramollissement étendu
siégeant à la base de l'hémisphère droit, occupant les
circonvolutions temporo-occipitales, presque dans leur
entier, et intéressant, par sa partie postérieure, la
partie antérieure du cunéus.

Ce ramollissement s'est traduit pendant la vie, par une hémianesthésie gauche complète au tact et à la piqûre, peut-être même avec une hémianopsie latérale gauche, par l'aggravation de l'état général et finalement la mort du malade. Comme il est survenu à la suite d'une grippe, son origine infectieuse est donc très nette.

Cervelet. — Senator fait de l'atrophie du cervelet la lésion initiale et prédominante de la maladie de Friedreich ; pour lui, cette affection dépend d'une atrophie congénitale du cervelet, le plus souvent en rapport avec une prédisposition familiale qui, vraisemblablement, s'accompagne d'une atrophie similaire de la moelle (y compris la moelle allongée).

Cette opinion a été combattue vigoureusement par nombre d'auteurs, entre autres par Schultze, Auscher.

Clarke a trouvé dans son cas une tumeur touchant d'un côté à la protubérance et, de l'autre, à la moelle.

Lewellys aurait rencontré dans deux cas un certain degré de dégénération du *nucleus dentatus* et du *brachium conjunctivum*.

Quoi qu'il en soit, l'atrophie du cervelet reste un fait exceptionnel, l'opinion de Senator est donc à rejeter.

Bulbe. — Le bulbe présentait, dans le cas de T..., des lésions multiples très rares dans la maladie de Friedreich, où l'on ne voit ordinairement que la sclérose des noyaux de Goll et de Burdach et des lésions des prolongements bulbaires du faisceau de Gowers et du faisceau cérébelleux direct.

Ces lésions étaient les suivantes, sur une coupe passant au niveau des noyaux de la Xe et de la XIIe paire : à la partie antérieure, sclérose incomplète des pyramides antérieures ; à la partie postérieure, sclérose assez accentuée des noyaux de la XIIe et de la VIIIe paire, sclérose intense des noyaux de la Xe paire, avec disparition complète des fibres nerveuses. Dans tous les corps restiformes, la partie interne correspondant au noyau de Goll est très sclérosée ; dans la partie externe correspondant au noyau de Burdach, lésion au contraire très minime.

Ces lésions se retrouvaient sur toute la hauteur du bulbe. Elles se sont traduites pendant la vie du malade par des troubles cardiaques et auditifs très accusés, par des vomissements très abondants avec émission de sang pur rutilant, et une dyspnée à type spécial (obs. I).

Liquide céphalo-rachidien. — Il a été étudié par Barjon et Cade (Soc. de Biologie, 1901) chez B... ; ces auteurs ont trouvé des lymphocytes, de nombreux globules rouges et quelques pneumocoques.

Babinski et Nageotte n'ont pas trouvé de lymphocytose dans deux cas de Friedreich.

Moelle. — Les altérations principales siègent presque exclusivement dans la moelle, intéressant d'une façon inégale les parties qui la composent.

On constate sans exception l'extrême gracilité de la moelle (obs. I, XXXIII, XXXIV). Chez T..., aucun des segments n'était spécialement le siège de cette atrophie.

Chez B..., la moelle présentait des renflements successifs, mais à grand rayon.

Méninges. — Intactes dans certains cas, épaissies dans d'autres. Chez T.... les méninges étaient légèrement épaissies au niveau du renflement cervical.

Chez B..., pas de méningite spinale, mais pachyméningite cérébrale très nette.

Cordons postérieurs. — Ce sont les régions les plus altérées ; leur dégénération est considérée comme constante dans la maladie de Friedreich. La sclérose des faisceaux de Goll est plus marquée que celle des faisceaux de Burdach ; on peut la suivre depuis la région inférieure de la moelle jusqu'au bec du *calamus scriptorius*. La zone externe des faisceaux de Burdach est généralement respectée ; le plus souvent leur lésion diminue d'une façon progressive à partir de la région cervicale pour cesser dans les parties inférieures du bulbe.

Intégrité des zones cornu-commissurales, de la partie externe de la zone radiculaire postérieure, du centre ovale de Flechsig.

Chez T..., la sclérose des cordons de Goll était plus accentuée au niveau du renflement cervical ; la sclérose des cordons de Burdach était plus marquée dans la moelle dorsale.

Cordons latéraux. — Ils sont atteints dans la plupart des cas, mais principalement dans le *faisceau pyramidal croisé* et le *faisceau cérébelleux direct*.

P. Marie hésite à admettre que les fibres altérées

soient celles du faisceau pyramidal ; pour lui, il·s'agirait plutôt de fibres dépendant du système des faisceaux cérébelleux direct, et antéro-latéraux de Gowers reliant ceux-ci. Ces idées ne sont pas admises par tous les auteurs.

Chez T..., la sclérose du faisceau pyramidal croisé du faisceau cérébelleux latéral était plus accusée dans la moelle cervicale et la partie supérieure de la moelle dorsale.

Le *faisceau de Gowers* est moins fréquemment atteint. P. Marie pense que cette altération peut être considérée comme constante dans la maladie de Friedreich parvenue à un certain degré (?).

Chez T..., le faisceau de Gowers était complètement intact. Il était sclérosé dans l'observation XXXIII.

La *zone marginale de Lissauer* est signalée comme altérée par la plupart des auteurs (Letulle et Vaquez, Blocq et Marinesco, Mackay) ; Rütimeyer, Ladame l'ont trouvée intacte.

Chez T..., elle était entièrement sclérosée.

Dans l'observation XXXIII elle était atteinte seulement dans la partie adhérente au faisceau cérébelleux direct.

Cordons antérieurs. — Ils présentent des lésions inconstantes ; cependant on a signalé la dégénération des faisceaux pyramidaux directs, mais en général très limitée et peu accentuée (Friedreich et Schultze, Everett Smith, Bonnus, Mackay, Philippe et Oberthür, etc.).

Chez T..., il y avait intégrité absolue des cordons antérieurs.

Substance grise. — La masse de la substance grise est réduite,le réticulum des fibres à myéline y est moins riche.

Cornes antérieures. — Elles sont généralement normales ; trouvées altérées par Friedreich, Rütimeyer, Mirto, Burr, Simon, Greenles et Purvie (obs. XXXIII), Elles étaient normales chez T...

Cornes postérieures. — Elles sont diminuées de volume ; leurs cellules sont diminuées de nombre et de taille.

Chez T..., les cornes postérieures sont nettement altérées, elles sont comme recroquevillées sur elles-mêmes, leur extrémité est boursouflée. Leurs cellules, moins nombreuses sont devenues globuleuses.

Colonnes de Clarke. — Elles sont souvent altérées ; Clarke les a trouvées intactes. Elles présentaient chez T... une légère sclérose au niveau de la moelle dorsale.

Racines antérieures. — Elles sont habituellement saines ; il en était ainsi chez T...

Racines postérieures. — Elles ont été trouvées altérées dans presque tous les cas. Elles étaient considérablement lésées chez T...; la plupart de leurs fibres nerveuses étaient en voie de dégénérescence et leur nombre était diminué dans de grandes proportions.

Canal de l'épendyme. — Il présente des altérations variables.

Sur toute la hauteur de la moelle, le canal médul-

laire a disparu chez T..., et est comblé par une prolifération névroglique où l'on voit sur des préparations
colorées à l'hématéine et l'éosine de nombreuses cellules lymphatiques.

Nerfs périphériques. — Leur examen fait défaut
dans beaucoup d'observations. Bonnus, Mackay les
ont trouvés altérés ; Philippe et Oberthür, sains.

Chez T..., le tronc du pneumogastrique était certainement touché.

Ganglions spinaux. — Blocq et Marinesco, Gui-
zetti, Mirto, Mackay les ont trouvés altérés. Chez T..., le
ganglion rachidien de la cinquième paire dorsale était
touché.

Nous terminerons cet exposé, en signalant l'*hypertrophie* du *corps pituitaire* trouvée à l'autopsie de
B... (obs. XXXIV), alors que normalement, le corps
pituitaire pèse de 35 à 46 centigrammes ; chez B..., il
pesait 1 gr. 70.

C'est un fait qui n'a pas encore été relaté, croyons-
nous, dans les autopsies de Friedreich.

Enfin, nous dirons avec Vincelet que si la sympto-
matologie de la maladie de Friedreich offre des varia-
tions avec chaque malade, il en est de même pour l'a-
natomie pathologique.

Au point de vue histologique, Déjerine et Thomas
ont constaté dans les cordons postérieurs, et surtout
dans le faisceau de Goll, la présence de fibrilles entre-
croisées en différents sens et formant de véritables
tourbillons.

§ 2. — Syndrome bulbaire de la maladie de Friedreich.

A côté des signes classiques de la maladie de Friedreich, T... (obs. I) avait présenté des troubles cardiaques et auditifs qui pouvaient déjà faire penser, pendant la vie, à des lésions bulbaires plus accentuées que celles que l'on rencontre généralement dans cette maladie. Nous sommes donc conduit logiquement à décrire un syndrome bulbaire de la maladie de Friedreich et nous rapprocherons des lésions bulbaires trouvées chez T... celles qu'ont observées également Philippe et Oberthür dans plusieurs autopsies.

Nous savons que les manifestations qui trahissent le plus sûrement l'atteinte bulbaire sont celles qui sont en rapport avec l'altération des noyaux gris du pneumogastrique, du glosso-pharyngien et du grand hypoglosse : troubles respiratoires, cardiaques, de la déglutition, de la phonation, etc. Des troubles moteurs, sensitifs, vaso-moteurs, indiquent, d'autre part, l'atteinte des voies motrice et sensitive qui subissent leur entre-croisement à la partie inférieure du bulbe.

Les troubles circulatoires et respiratoires donnent un caractère et une importance exceptionnels à la pathologie bulbaire.

On a bien signalé, dans la maladie de Friedreich, des lésions valvulaires d'origine congénitale, ou de l'arythmie cardiaque avec suffocation à la dernière période ; mais jamais une arythmie aussi accentuée et d'aussi longue durée que celle qu'a présentée T... L'auscultation a révélé, en effet, une arythmie en salves à peu près régulières ; le pouls était ralenti et irrégulier, avec des intermittences très nettes correspondant aux bruits de salve.

Cette arythmie était devenue de plus en plus irrégulière ; finalement, quelque temps avant la mort, elle avait changé de type et s'était transformée en une tachycardie extrême presque incomptable (140-160), avec un rythme absolument pendulaire et une égalité presque complète des deux bruits.

L'acuité auditive était également assez diminuée : le malade n'entendait pas les bruits d'une montre à plus de 10 centimètres.

Ces lésions bulbaires se sont du reste encore affirmées davantage quelques jours avant la mort, pendant lesquels le malade a présenté des vomissements très abondants avec émission de sang pur rutilant et une dyspnée purement nerveuse à type spécial.

Cette dyspnée était expiratoire, avec effort très marqué à la fin de l'expiration et s'accompagnait d'un soulèvement des deux moignons de l'épaule et d'un battement des ailes du nez.

D'autre part, les lésions cérébrales sont aussi très rares dans la maladie de Friedreich, le ramollissement cérébral n'y a certainement pas encore été noté. Le malade a présenté, en effet, quelques mois avant sa mort, à peu près brusquement, une aggravation de son état, avec hémianesthésie gauche complète au tact et à la piqûre, peut-être même avec une hémianopsie latérale gauche, aggravation due à un ramollissement de l'hémisphère droit qui a accéléré la terminaison fatale et qui a été vérifiée à l'autopsie.

C'est à ce ramollissement qu'il faut rapporter les lésions des pyramides antérieures observées au niveau du bulbe et qui ne descendaient pas au-dessous de l'entre-croisement des pyramides.

Nous voyons donc que le bulbe présente, dans le cas de T..., des lésions multiples très rares dans la maladie de Friedreich, où l'on ne voit ordinairement que la sclérose des noyaux de Goll et de Burdach.

Ces lésions ont deux origines : la lésion des pyramides antérieures est d'origine descendante, produite par le ramollissement cérébral ; les lésions des noyaux de Goll et de Burdach, des corps restiformes et des noyaux du quatrième ventricule sont au contraire d'origine ascendante, produite par l'évolution même de la maladie de Friedreich.

La sclérose des noyaux de l'hypoglosse, de l'auditif et du pneumogastrique explique suffisamment les troubles de la parole et de l'ouïe, de même que l'arythmie si particulière qu'a présentés le malade.

La lésion de la dixième paire permet d'expliquer également les troubles respiratoires et gastriques de la dernière période. C'est à elle que se rapporte aussi la myocardite interstitielle que l'examen histologique du cœur a révélée, quoiqu'il nous manque malheureusement la preuve des lésions des ganglions intracardiaques et du tronc du pneumogastrique qu'un oubli a fait omettre, mais qui devaient certainement être touchés.

Il n'est pas jusqu'aux lésions du rein et du foie que l'on puisse rattacher, soit aux troubles cardiaques et circulatoires, soit également aux troubles de l'innervation pneumogastrique,

Les deux malades examinés par Philippe et Oberthür
moururent presque subitement. Le premier présenta,
peu de temps avant la mort, une arythmie cardiaque
très accusée et une dyspnée spéciale d'ordre paroxystique, cela sans aucun signe d'affection valvulaire quelconque.

Dans le bulbe ils ont trouvé une prolifération névroglique intense, étendue à tout le plancher du IVe ventricule, et envahissant notamment le noyau du pneumogastrique.

Dans une autre autopsie, chez une femme de trente-
cinq ans qui, elle aussi, avait eu dans ses derniers
mois, des crises d'asystolie paroxystique, sans lésions
originelles, ils ont trouvé les lésions suivantes : le cœur
était dilaté et mou, les nerfs pneumogastriques parais-
saient petits et gris ; le plancher du IVe ventricule leur
a semblé, même à l'œil nu, très sclérosé, spécialement
dans la région des pneumogastriques. La moelle présentait macroscopiquement les lésions ordinaires.

Ces lésions bulbaires, au cours de la maladie de
Friedreich, mériteraient d'être étudiées plus spécialement dans les examens ultérieurs ; le cadre que nous
nous sommes tracé ne nous permet pas de prolonger
plus longuement leur étude. Mais leur importance
n'échappera à personne, et il est probable qu'un jour
plusieurs des symptômes habituellement attribués aux
seules altérations de la moelle seront rangés sous leur
dépendance, d'une façon plus nette que nous ne pou-
vons le faire nous-même en ce moment.

Quoi qu'il en soit, la présence de ces lésions bulbaires constatées par Pic et Bonnamour d'une part, et

par Philippe et Oberthür d'autre part, nous autorise à dire qu'il existe véritablement un syndrome bulbaire de la maladie de Friedreich.

Ce syndrome ne donne pas seulement une allure clinique spéciale à la maladie de Friedreich ; il apporte encore au pronostic de cette affection toute la gravité que comportent les lésions bulbaires par la rapidité de leur évolution.

CHAPITRE III

Friedreich avait été frappé du caractère de l'ataxie héréditaire, comme il la désignait, et il l'avait érigé en règle générale. Nombre d'auteurs après lui ont observé des cas semblables et ont confirmé cette opinion. Cependant ce caractère familial qui semblait si bien établi n'a pas tardé à s'amoindrir peu à peu devant les cas de plus en plus nombreux apportés par les observateurs et où il faisait complètement défaut. Soca, Charcot, Raymond, Bonnus, Variot, Petit, Ladame, Gilles de la Tourette et Huet, Bezold, Amouroux, Sczcpiorski. Mackenzie, Baumel, Ribel, Descroizilles, Demoulin, Vincelet et plus récemment MM. Pic et Bonnamour sont venus ajouter leurs observations. De sorte que l'on peut dire actuellement, sans exagération, que les cas où le caractère familial fait défaut sont presque aussi nombreux que ceux où il est présent (obs. I, II, III, IV, V, VI, VII, VIII, IX, X, XI, XII, XIII, XIV, XV, XVI, XVII, XVIII, XIX, XX, XXXV, XXXVI, XXXVII, XXXVIII, XLIV).

D'après Soca, cette absence se produirait surtout dans les familles peu nombreuses, et il en conclut que, si ces familles étaient au contraire plus grandes, il y aurait certainement quelques-uns des enfants atteints de Friedreich. Cette hypothèse est ingénieuse, mais inadmissible ; les observations où il y a cinq, six enfants dont un seul est atteint ne sont pas rares (obs. I, II, VI, VII, XI, XXXV).

Pour la plupart des auteurs, l'étiologie de la maladie de Friedreich est très obscure, et c'est l'hérédité seule qui, le plus souvent, doit être invoquée comme véritable cause,

Hérédité. — Le plus souvent, les renseignements précis font défaut à ce point de vue. Ce qu'il y a de certain, c'est que l'hérédité similaire est une exception (obs. XXXIV, XLI). D'après Mlle Marie Olénoff (th. de Montpellier, 1903), la gamme des états héréditaires capables de jouer un rôle dans la production de la maladie de Friedreich peut se limiter à l'hérédité névrose et à l'hérédité physique.

A. L'hérédité névrose comprend l'hérédité vésanique (folie, arrêts de développement intellectuel plus ou moins marqués) et l'hérédité nerveuse (hystérie, état névropathique très marqué à caractère nettement familial).

B. L'hérédité physique comprend :

a) L'hérédité cérébrale (paralysie générale, ramollissements cérébraux avec démence, attaques d'apoplexie) ;

b) L'hérédité médullaire (maladie de Friedreich, tabes, paraplégie simple ou spasmodique, etc.) ;

c) L'hérédité diathésique (maladies par ralentissement de nutrition de Bouchard) ;

d) L'hérédité alcoolique) ;

e) L'hérédité tuberculeuse.

Quoi qu'il en soit, il semble bien que dans certains cas l'hérédité est nulle pour les deux branches paternelle et maternelle (obs. I, IV, VI, IX, XI, XIII, XIV, XVII, XVIII, XXV, XXXVII),

Dans d'autres cas, on voit l'hérédité n'exister que du côté paternel ou du côté maternel; c'est là ce qu'on appelle l'hérédité unilatérale (du côté paternel, obs. II, III, VII, X, XII, XIX, XXX, XXXI, XXXV); du côté maternel (obs. XX, XXI, XXII, XXVII, XXXVIII).

Enfin des facteurs héréditaires peuvent exister à la fois dans les branches paternelle et maternelle; c'est l'hérédité bilatérale (obs. V, XV, XVI, XXXVI).

D'après Marie Olénoff, c'est beaucoup l'hérédité paternelle qui semble prévaloir, et elle paraît se faire sentir surtout sur la descendance mâle. L'hérédité physique est l'agent principal à incriminer parmi les causes héréditaires de la maladie de Friedreich. Les hérédités organiques à elles seules peuvent créer celle-ci. L'hérédité cérébrale, l'hérédité médullaire, l'hérédité alcoolique, l'hérédité tuberculeuse maternelle, l'hérédité diathésique convergente en sont les facteurs essentiels. En dehors d'une association avec une hérédité physique, le rôle de l'hérédité névrose est ici complètement nul (Marie Olénoff).

Il ne paraît pas que la syphilis héréditaire joue ici un rôle important. Oppenheim, Wickel ont cependant rapporté des cas probables, et récemment Bayet a publié l'histoire d'une famille dont quatre enfants présentaient à la fois des signes indubitables d'ataxie héréditaire et d'hérédo-syphilis.

Influence des maladies infectieuses. — L'influence des maladies infectieuses dans l'étiologie de la maladie de Friedreich a été longtemps considérée comme une exception ou même comme une simple coïncidence lorsque l'évidence des faits attirait l'attention sur son développement à la suite d'une infection. En 1892, P. Marie dit à ce sujet : Il est peu vraisemblable qu'il s'agisse là d'une relation directe de cause à effet, étant donné la nature héréditaire de l'affection, mais on peut fort bien admettre que celle-ci ait éprouvé pour ainsi dire un coup de fouet sous l'influence de la maladie infectieuse et que l'apparition de ces symptômes s'en soit trouvée accélérée d'autant. »

Cependant la notion de l'infection gagnait peu à peu l'esprit des auteurs et, en 1898, Variot[1], à l'occasion d'un cas qu'il avait observé, disait : « Cette influence de l'hérédité n'est pas absolue et la maladie de Friedreich peut se montrer chez des enfants dont les parents sont parfaitement sains et bien portants ou comme un cas isolé dans une famille. Lorsque la notion étiologique de l'hérédité manque, on relève habituellement une maladie infectieuse semblant être le point de départ du processus dystrophique dans les centres nerveux. »

Vers la même époque, Allen Starr *(The Journal of nervous and mental diseases*, 1898), à l'occasion de plusieurs cas qu'il avait examinés, se demandait si on n'avait pas attaché trop d'importance à l'hérédité dans

---

[1] *Journ. de clin. infant.*

l'étiologie de la maladie de Friedreich. Volontiers, il la rapprocherait des scléroses multiples, séquelle des maladies infectieuses de l'enfant, car tout l'axe cérébro-spinal semble atteint. Il ne croit pas à une malformation congénitale.

Amouroux (th. de Paris, 1899) reconnaît bien qu'au cours des maladies infectieuses le système nerveux peut être lésé comme les autres systèmes et que, si la plupart du temps les lésions sont passagères, dans quelques cas elles sont indélébiles ; mais il ne se croit pas autorisé à affirmer qu'il existe un rapport certain de cause à effet entre l'infection et la maladie, parce que, dit-il, il faudrait pour cela des cas plus nombreux, il faudrait que l'on puisse affirmer que l'hérédité nerveuse n'existe pas. Quant aux cas où on ne trouve pas d'antécédents nerveux et où la maladie de Friedreich succède nettement à une fièvre infectieuse, il n'est pas permis non plus de dire : « L'infection a créé de toutes pièces la maladie. » Pour lui, s'il ne s'agit pas encore d'une simple coïncidence, on peut bien affirmer que l'infection en est la cause occasionnelle, mais l'hérédité reste toujours la cause efficiente. On pourrait encore soutenir, dit-il, que c'est la maladie qui favorise l'infection.

Demoulin (Th. de Lille 1902) est plus affirmatif. Il pense que l'étiologie infectieuse serait beaucoup plus fréquemment constatée si les antécédents personnels et l'histoire de la maladie étaient moins incomplets qu'ils le sont dans la plupart des observations. Il n'admet pas que ces cas post-infectieux soient de simples coïncidences, ni que les maladies infectieuses

créent de toutes pièces la maladie de Friedreich.
L'influence héréditaire existe, mais à elle seule elle
est insuffisante, il faut une cause occasionnelle, et
c'est l'infection.

Pour lui, l'absence du caractère familial et l'étiologie infectieuse sont deux phénomènes assez souvent
liés l'un à l'autre.

Pour Marie Olénoff (th. de Montpellier, 1903),
l'hérédité joue un rôle considérable etnd éniable, souvent même prépondérant dans la maladie de Friedreich ;
c'est surtout une hérédité de transformation. Elle
reconnaît toutefois que l'hérédité ne peut suffire à
expliquer la totalité des cas de Friedreich et que cette
maladie peut s'observer chez des descendants dont les
parents semblaient indemnes de toute tare ; mais elle
ne considère les maladies infectieuses que comme des causes banales peu capables d'attirer l'attention. Elle en conclut que l'étiologie de la maladie de Friedreich est encore
bien obscure dans certains points. Enfin, elle constate
que, sur les 39 observations qu'elle a réunies, le caractère familial fait défaut dans 18.

Cette dernière remarque constitue à nos yeux un
argument très puissant en faveur de l'origine infectieuse de la maladie de Friedreich.

N'existerait-il qu'une seule observation de maladie
de Friedreich incontestable où l'origine familiale et
l'influence héréditaire ne sauraient être admises, que
force serait bien de chercher une autre explication
pour ces faits s'écartant de la règle commune. Si,
d'autre part, dans cette même observation, une maladie infectieuse a nettement précédé l'apparition des

premiers symptômes de la maladie de Friedreich, la notion de cause à effet entre l'infection et la maladie cérébro-spinale apparaît logiquement comme une déduction très vraisemblable des faits eux-mêmes.

Parmi les observations de ce genre, celle qui a été publiée par MM. Pic et Bonnamour (obs. I) est particulièrement remarquable. Le malade avait eu une enfance absolument normale jusqu'à une maladie infectieuse (fièvre typhoïde), qui se produisit à l'âge de neuf ans. A dater de cette maladie, son état général resta profondément atteint et, à l'âge de quatorze ans, à ces troubles généraux se surajoutèrent graduellement les phénomènes caractéristiques de Friedreich.

La maladie infectieuse de la seconde enfance apparaît donc nettement, dans cette observation, comme la cause déterminante du processus morbide.

Mais il y a plus, l'autopsie a révélé l'existence non seulement des lésions typiques de la maladie de Friedreich, mais aussi de lésions viscérales interstitielles telles que myocardite, néphrite, qui sont généralement admises depuis de nombreuses années comme fonction d'un processus infectieux ou toxi-infectieux.

Ces lésions, en l'état actuel de la science, doivent être rattachées à la maladie infectieuse de l'adolescence, et il est logique de penser que celle-ci tient sous sa dépendance aussi bien les scléroses du système cérébro-spinal que celles des viscères, tels que le cœur, les reins et le foie. D'ailleurs, sous l'influence d'une grippe surajoutée, les manifestations viscérales comme les manifestations cérébro-spinales ont présenté une aggravation considérable qui a été le point de départ des accidents ultimes.

A l'appui de l'observation de MM. Pic et Bonnamour, nous signalerons les suivantes où l'hérédité semble faire complètement défaut; c'est d'abord celle de Variot (obs. III), où le début est survenu deux mois après une coqueluche; puis celle de Petit (obs. IV), où nous voyons, après une rougeole compliquée de pneumonie, une convalescence très longue, l'état général toujours languissant, enfin le début de l'affection; celle de Demoulin (obs. VI), où la maladie de Friedreich survint également après une longue convalescence, suite de grippe; celle de Simon (obs. IX), où les troubles de la marche se manifestent après une diarrhée dysentériforme; celle de Gilles de la Tourette et Huet (obs. XI), où le début survient après une convalescence de deux mois à la suite d'une maladie fébrile indéterminée; celle de John Mac Caw (obs. XIII), où c'est au cours de la convalescence d'une broncho-pneumonie que débuta l'instabilité de la marche; celle de Mackenzie (obs. XIV), où la faiblesse des jambes se manifesta à la suite d'une rougeole; celle de Bezold (obs. XVIII), où après l'influenza survient la démarche chancelante; celle de Levkovitch (obs. XVIII), début après une fluxion de poitrine; celle de Rütimeyer (obs. XXV), début après une scarlatine; celles de Greenlees et Purvie (obs. XXXIII), où chez le frère, comme chez la sœur, la maladie de Friedreich débuta après une scarlatine. De tous ces faits, nous conclurons donc avec Variot, Allen Starr, Demoulin et autres, que, dans bien des cas de maladie de Friedreich légitime, où l'hérédité n'apparaît pas comme cause déterminante, une maladie infectieuse semble avoir été la cause de la maladie.

Peut-être même faut-il aller plus loin et admettre que dans les cas considérés comme purement héréditaires, l'hérédité n'a agi qu'à titre de prédisposition, tandis que la cause déterminante a été une infection évidente ou latente. Comme observations qui peuvent rentrer dans ce cadre, nous citerons : celle d'Amouroux (obs. II) début après une fièvre typhoïde, père tuberculeux ; celle de Bonnus (obs. VII), début après une syphilis, père cardiaque ; celle de Baumel (obs. VIII), début après la coqueluche ; celle de Gilles de la Tourette et Huet (obs. X), début après fièvre typhoïde, père alcoolique ; celle de Bezold (obs. XII), début après scarlatine et rougeole, père mort d'hémorragie cérébrale ; celle de Combes (obs. XV), début après une affection vésiculeuse, père rhumatisant ; celle de Bezold (obs. XIX), début après scarlatine et rougeole, père mort d'apoplexie cérébrale ; celle de Koptchinski (obs. XX), début après variole et scarlatine, mère morte tuberculeuse ; l'observation XXI (personnelle), début quelques mois après la coqueluche, la mère a eu la variole trois mois avant d'avoir son fils aîné ; l'observation XXII (personnelle), début après la scarlatine (sœur du malade précédent) ; celle de Dreschfeld (obs. XXIV), début après la fièvre typhoïde ; celle de Mackay (obs. XXIII), début après rougeole et scarlatine ; celles de Rütimeyer (obs. XXV), début après scarlatine, parents bien portants ; (obs. XXVI), début après fièvre typhoïde ; celles de Musso (obs. XXVII, XXVIII,

XXIX), début après variole; celle de Bonnus (obs. XXX), début après rhumatisme articulaire aigu, père alcoolique; celles de Cohn (obs. XXXI et XXXII), début après scarlatine, père éthylique.

La gracilité de la moelle, l'absence de lésions vasculaires ou méningitiques, la nature spéciale de la sclérose admise par quelques auteurs (sclérose en tourbillons de Déjerine et Letulle), contestée d'ailleurs par d'autres (Blocq et Marinesco, Achard, Schultze, Weigert, Philippe et Oberthür) ne nous paraissent pas en désaccord avec cette manière de voir, qui coïncide, au contraire, avec la notion très générale montrant le rôle très considérable joué par les infections et les intoxications dans la pathogénie des maladies du système nerveux central ou périphérique.

En résumé, à la base de la maladie de Friedreich, on trouve tantôt l'hérédité nerveuse seule, tantôt l'hérédité associée aux maladies infectieuses, tantôt les maladies seules.

Mais si l'on veut bien réfléchir que la prédisposition héréditaire aux maladies nerveuses est souvent elle-même fonction d'une infection ou d'une intoxication ayant porté son action soit sur les ascendants, soit sur le germe ou le produit de la conception, on se rend compte que ces deux causes, en dernière analyse, ont un point de départ commun.

Les maladies infectieuses le plus souvent rencontrées dans les antécédents personnels des observations que nous avons rassemblées sont, par ordre de fréquence: la scarlatine, la fièvre typhoïde, la coqueluche, la rougeole, la variole, la pneumonie. Enfin nous avons rencontré une fois la syphilis et une fois le rhumatisme articulaire aigu.

Le rôle important de la syphilis dans l'étiologie du tabes a amené les auteurs à rechercher s'il n'en était pas de même dans la maladie de Friedreich. On est ainsi arrivé à reconnaître que la syphilis n'avait pas un rôle dominant dans cette affection soit au point de vue de l'hérédité, soit à celui des antécédents personnels.

Est-ce à dire pour cela qu'elle n'a complètement aucune influence? Non, assurément, car on la rencontre quelquefois soit dans l'hérédité, soit dans les antécédents personnels des malades. En effet, Bayet (*Journ. de Neur.*, 1902) a pu étudier toute une famille d'hérédo-syphilitiques présentant des symptômes très marqués. L'un d'eux, l'aîné, était un type accusé de Friedreich; les trois autres enfants offraient des symptômes variables, mais atténués de la même maladie. Bayet, syphiligraphe distingué, déclare formellement qu'il n'eût pas osé rattacher ces maladies de Friedreich à l'hérédo-syphilis, s'il n'avait pas vu celle-ci se traduire par des lésions actuelles qu'il a vues évoluer sous ses yeux. Ceci permet donc de ranger avec certitude la syphilis comme un des facteurs étiologiques de la maladie de Friedreich. Oppenheim et Wickel ont fait des constatations semblables.

D'autre part, Bonnus (th. de Paris 1898), rapporte un cas (obs. VII), où le début est survenu plusieurs mois après une syphilis typique et où, comme hérédité on note simplement un père mort d'affection cardiaque à quarante-cinq ans. Philippe et Oberthür ont rapporté des cas analogues.

Nous terminerons enfin notre chapitre d'étiologie en signalant avec impartialité que dans quelques observations nous avons trouvé comme antécédents personnels : l'incontinence d'urine (obs. XXXV), (obs. LX) avec père alcoolique ; une chute (obs. XXXVI, mère atteinte de migraine), (obs. XLIV, mère a de la débilité intellectuelle) ; une luxation de l'épaule (obs. XLII) ; la danse de saint Guy (obs. XXXIX) ; l'onanisme (?) (obs. XLI) ; dans l'observation XXXVII (Chauffard), il n'y a rien, ni dans l'hérédité, ni dans les antécédents personnels ; dans les observations XXXVIII et XLIII, il n'y aurait rien eu également dans les antécédents personnels et, comme hérédité, la mère serait fille de père alcoolique dans l'observation XLIII.

CHAPITRE IV

Observation I (MM. Pic et Bonnamour).

Due à l'obligeance de M. le professeur Pic.

Cas avec autopsie (coïncidence de ramollissement cérébral).
T. Jean-Claude, trente-quatre ans, hospice du Perron,
entré en 1897.

A. H. — Père vivant et bien portant. Mère morte d'un
néoplasme utérin. Huit frères et sœurs, dont deux morts
en bas-âge, les autres en bonne santé. Pas de maladie nerveuse dans sa famille.

A. P. — *Scarlatine à quatre ans* qui disparut sans laisser
de traces. *A neuf ans, maladie indéterminée*, qui le tint un
mois au lit, dont il ne sait rien sur le début, mais sur
laquelle il donne les renseignements suivants : céphalée,
abattement, anorexie complète, pas de vomissement, pas
de délire, il ne se rappelle plus s'il a eu la diarrhée ou non.
Il n'a pas vu de médecin à ce moment. Mais il n'en guérit
pas complètement, resta sans forces, sans appétit, chétif et
malingre, quoique sans présenter aucun trouble intellectuel.

A quatorze ans, il fut pris de vertiges, son regard se
troublait, il voyait les objets tourner autour de lui; il n'a
cependant pas eu de perte de connaissance. En même temps,
il lui était très difficile de se tenir debout et sa démarche
était cérébelleuse. Ces troubles s'accompagnaient de céphalée généralisée à toute la tête avec prédominance vers les

lobes frontaux. Les éblouissements, sans nausées, ni vo--
missements, duraient environ un quart d'heure, apparais-
saient à certaines époques tous les jours, quoique sans
régularité, puis disparaissaient pendant quelques semaines
pour reparaître ensuite avec les mêmes caractères. Ils durèrent depuis quatorze jusqu'à vingt ans, où ils devinrent
moins fréquents et disparurent même complètement.

A la même époque, vers quatorze ans, le malade ressentit
des troubles de la marche; ils apparurent d'abord la nuit et
consistaient en une démarche ébrieuse; ils s'accentuèrent
de plus en plus et, à quinze ans, ils existèrent pendant la
journée. Ces troubles survinrent petit à petit sans soubre-
sauts et sans être influencés par les étourdissements. A
vingt ans, le malade fut obligé de se servir de béquilles.
A vingt-cinq ans, les béquilles ne suffirent plus et il dut
s'aliter.

Egalement sont venus petit à petit les troubles de la
parole, qui ont débuté vers l'âge de vingt ans.

Depuis l'âge de vingt-cinq ans jusqu'à son entrée, bien
que le malade ne présentât rien de particulier, tous ces
troubles allèrent en augmentant peu à peu, surtout ceux de
la parole.

A son entrée au Perron (1897), l'état général du malade
est bon, les yeux sont intelligents. Quand il bouge la tête,
elle ne s'arrête pas et subit des oscillations avant d'arriver
à l'immobilité. Il s'en rend compte lui-même et dit ne
pouvoir soutenir sa tête. La céphalée, toujours vive, a per-
sisté avec les mêmes caractères qu'autrefois.

Les lèvres et la langue ne présentent aucun trouble de la
motilité. La parole est saccadée, les mots sont hachés. Le
malade ne saute pas de syllabes, mais ânonne avant de les
prononcer. Il raconte lui-même que la difficulté de la parole
ne vient ni de ses lèvres, ni de sa langue qui réagissent

très bien à l'influence de sa volonté, mais, dit-il, de l'air qui lui manque.

Aux membres supérieurs : ataxie très marquée, le malade ne peut porter le doigt à son nez, ni porter un verre à sa bouche ; cette incoordination est influencée par la vue, quand il veut saisir un objet, il plane avant de le saisir. Force musculaire assez bien conservée au bras et à l'avant-bras, diminuée à la main, avec laquelle il ne serre que très difficilement et avec un effort de tout le corps ; au dynamomètre six à droite, douze à gauche. Pas de tremblement. Réflexes existent, quoique diminués.

Aux membres inférieurs : le malade, étant au lit, présente les cuisses rapprochées en adduction, les genoux serrés l'un contre l'autre, les jambes écartées en ogive, les talons écartés et les pointes des pieds rapprochées. Pied en varus équin se corrigeant facilement. Quand le malade est assis, les jambes sont pendantes avec la même attitude qu'au lit, mais plus exagérée. Motilité presque complètement abolie, le malade couché peut à peine imprimer quelques légers mouvements à ses jambes. Pas de contracture, un peu de raideur musculaire, pas de trépidation épileptoïde, ni d'exagération des réflexes ; réflexe rotulien seulement ébauché à gauche.

Pas de troubles de la sensibilité, réflexe plantaire diminué, réflexe crémastérien nul. Pas de troubles trophiques, pas d'atrophie musculaire.

La pointe du cœur bat dans le cinquième espace, est bien sentie à l'auscultation : trois ou quatre bruits normaux puis un bruit de salve très net se succédant à peu près régulièrement. Pouls ralenti et irrégulier avec intermittences très nettes, correspondant aux bruits de salve. Arythmie manifeste.

Rien aux poumons.

La vue est bonne, pas de troubles de la musculature de l'œil ; les pupilles réagissent bien à la lumière et mal à l'accommodation. A l'examen ophtalmoscopique : papille un peu blanche, non étranglée.

Acuité auditive diminuée : le malade n'entend pas les bruits d'une montre à plus de 10 centimètres.

1898. — Le double pied bot se réduit difficilement ; le malade se plaint d'une sensation continuelle de froid.

Au cœur, persistance de l'arythmie caractérisée surtout par la succession de battements lents et de battements précipités en salve.

La parole est devenue très scandée et suspirieuse ; le malade semble faire un effort pour parler ; le moindre effort de parole ou autre s'accompagne d'une congestion de la face. Le rire est un peu spasmodique et s'accompagne aussi d'un état vultueux du visage.

1900. — L'impotence fonctionnelle est devenue presque absolue, le malade est à peu près confiné au lit ; ce n'est qu'au prix de grands efforts qu'il arrive à soulever légèrement et avec une grande incoordination ses membres inférieurs au-dessus du lit. Ceux-ci sont à l'état permanent de contracture qui contraste avec l'abolition actuellement totale des réflexes rotuliens.

Les réflexes plantaire, abdominal, crémastérien, sont également abolis.

Aux membres supérieurs, persistance du réflexe du long supinateur bien ébauché ; l'incoordination est plus accusée à la main droite qu'à la main gauche ; elle est des deux côtés très exagérée par l'occlusion des yeux.

Le malade se plaint que sa vue a baissé. Mais ce qui marque surtout les progrès de la maladie, ce sont les troubles de la voix qui, actuellement, est suspirieuse, explosive, et s'affaiblissant rapidement, de telle sorte qu'on reconnaît difficilement la parole particulière de la maladie de Friedreich, qui était plus nette il y a deux ou trois ans.

Au cœur, persistance de l'arythmie, mais il s'agit alors d'une arythmie un peu irrégulière : à quelques contractions cardiaques rapprochées succèdent des contractions plus éloignées, chacune d'elles ayant un timbre sourd.

Depuis quelque temps, incontinence d'urine.

Pas de troubles subjectifs, ni objectifs de la sensibilité, conservation de la notion de pression; perte presque absolue de la notion de position.

Mars 1902. — Au commencement du mois, le malade a pris la grippe. T. 39°3, dyspnée, cyanose, sueurs, toux fréquente sans expectoration. Pouls : 72. Respiration : 24. A l'auscultation, au début, râles sibilants et ronflants aux deux bases, puis râles muqueux; de plus, expiration un peu soufflante au sommet gauche avec submatité.

L'état général a décliné rapidement; asthénie totale. Le malade ne peut plus quitter le lit; quand on l'assied, la tête tombe entre les épaules. Incoordination motrice extrême. Aux membres inférieurs, impotence complète. Aux membres supérieurs, force musculaire plus diminuée à gauche qu'à droite.

Hémianesthésie gauche complète au tact et à la piqûre, limitée par la ligne médiane. Autant qu'on peut en juger, il semble qu'il existe une hémianopsie latérale gauche. Le malade a beaucoup de peine à avaler et s'étrangle. Anorexie presque absolue.

Cœur : rythme pendulaire très net. Pouls petit, très irrégulier.

Urines foncées, dépôt abondant d'urates et de phosphates, léger disque d'albumine, pas de sucre.

21 mai 1902. — Depuis trois jours, une aggravation notable s'est déclarée dans l'état du malade. Sans qu'il y ait

de signes d'occlusion, se sont produits des vomissements très fréquents rendant l'alimentation impossible et s'accompagnant d'émission de sang pur rutilant.

En outre, les phénomènes cardiaques se sont manifestés sous forme d'exagération de l'arythmie en salves.

Une injection de caféine faite la veille a bien peu amélioré le malade. Toutefois ce matin : persistance des vomissements, tympanisme abdominal, langue très saburrale; malade étendu dans le décubitus dorsal, dans l'impossibilité de faire un effort sans être immédiatement cyanosé. Le plus léger effort de parole produit le même résultat. En dehors de ces mouvements, presque pas de cyanose.

La dyspnée est constante avec un type particulier : dyspnée expiratoire ; tandis que l'inspiration se fait facilement l'expiration se fait avec un effort d'autant plus marqué qu'elle approche de la fin. A ce moment, elle s'accompagne d'un soulèvement des deux moignons de l'épaule et d'un battement des ailes du nez. R : 24.

Au cœur : l'arythmie a changé de type ; ce ne sont plus des salves, mais une tachycardie extrême, presque incomptable (160 environ) avec un rythme absolument pendulaire et égalité presque complète des deux bruits : donc, embryocardie vraie comme fréquence et comme rythme. Pouls radial presque incomptable.

Aux poumons : râles d'œdème aux deux bases.

28 mai 1902. — L'administration de la digitale a calmé les troubles gastriques; le cœur s'est ralenti : 80, quoique arythmique; la dyspnée spéciale a également disparu.

4 juin 1902. — Depuis hier, le malade qui était dans un état plus satisfaisant est de nouveau pris d'accidents très comparables aux précédents.

Cœur : tachycardie, embryocardie avec disparition de

l'arythmie (140 à 160 puls.), pouls filiforme ; crises sudorales. Vomissements incoercibles.

La respiration n'a plus le type nettement expiratoire qu'elle avait avant, mais elle se fait en Cheyne-Stokes sans pause complète; il s'agit d'une respiration périodique. Les traits sont altérés, le facies pâle, le regard anxieux et la respiration suspirieuse pendant la phase croissante. Pendant le reste du temps, la physionomie est beaucoup plus calme.

On constate, au point de vue visuel. que l'hémianopsie n'existe plus, et qu'il y a une anesthésie presque complète de l'œil gauche.

Mort dans la soirée.

Autopsie le 6 juin 1902. — Trente heures après la mort.

Moelle. — La moelle dans son ensemble présente une gracilité très notable, sans qu'aucun de ses segments soit spécialement le siège de cette atrophie. Les coupes pratiquées à des hauteurs diverses montrent partout la même lésion, c'est-à-dire : une atrophie blanche très visible des cordons de Goll ; le sillon postérieur paraît plus visible que d'ordinaire et se termine vers la commissure grise par un renflement en tête de clou. Dans les faisceaux latéraux, on remarque deux noyaux de sclérose grise moins faciles à voir que celle des cordons postérieurs, et qui semblent répondre à peu près, le premier au faisceau cérébelleux direct, le deuxième au faisceau pyramidal croisé.

Cerveau. — Le cerveau présente un ramollissement étendu siégeant à la base de l'hémisphère droit, occupant les circonvolutions temporo-occipitales presque dans leur entier, et intéressant par sa partie postérieure la partie antérieure du cunéus. Il n'a pas été possible de retrouver l'artère oblitérée. Une coupe horizontale montre un second ramollissement occupant la couche optique et qui paraît n'empiéter que très peu à l'œil nu sur la capsule interne.

Cœur. — Le cœur, très gros, rappelle à première vue un cœur de Traube, le ventricule gauche a une épaisseur de 2 à 3 centimètres, mais le myocarde est mou et de couleur feuille morte. Il n'y a pas de lésions valvulaires.

Dans la plèvre droite : épanchement de 1 1/2 à 2 litres de liquide un peu hémorragique.

Le poumon droit présente un infarctus superficiel sous-pleural du volume d'une grosse noix.

Rien au poumon et à la plèvre gauche.

Rien au tube digestif.

Rein gauche : à sa partie moyenne, cicatrice d'un très gros infarctus ancien.

Rein droit ; quelques cicatrices d'infarctus. Il ne semble pas y avoir de lésions de néphrit e

Examen microscopique. — Technique. La moelle et le bulbe ont été fixés au liquide de Müller. Les coupes ont été colorées à la fois d'après la méthode de Weigerth-Pal et à l'hématéine et à l'éosine. Le cœur, le foie et les reins ont été fixés au formol.

Bulbe. — Sur une coupe passant au niveau des noyaux de la Xe et de la XIIe paire, on constate à la partie anté-rieure une sclérose incomplète des pyramides antérieures, les cylindraxes sont moins abondants qu'à l'état normal, très irréguliers, la plupart sont très petits. A la partie pos-térieure, sclérose assez accentuée du noyau de la XIIe et de la VIIIe paire, sclérose intense des noyaux de la Xe paire, avec disparition complète des fibres nerveuses. Dans les corps restiformes, la partie interne correspondant au noyau de Goll est très sclérosée ; la lésion est au contraire très minime dans la partie externe correspondant au noyau de Burdach.

Intégrité complète du ruban de Reil, du faisceau cérébelleux latéral, des fibres arciformes, du faisceau solitaire, et des olives.

Ces lésions se retrouvent sur toute la hauteur du bulbe.

Moelle. — Sur une coupe passant immédiatement au-dessus de la décussation des pyramides, on constate toujours de la sclérose des pyramides antérieures, mais un peu moins accentuée qu'au niveau du bulbe. On constate également une sclérose intense des noyaux et des faisceaux de Goll, une commençante et moins accentuée des noyaux et du faisceau de Burdach. Enfin, on commence à voir une légère sclérose du faisceau cérébelleux latéral. Le faisceau de Gowers est intact. Le noyau de la XIIᵉ paire est toujours sclérosé.

Au niveau du renflement cervical, les méninges sont légèrement épaissies. On constate nettement une sclérose complète des faisceaux de Goll : il n'y reste plus que de rares fibres nerveuses. Les faisceaux de Burdach sont moins altérés; ils se distinguent par des limites très nettes du faisceau de Goll, on y retrouve un certain nombre de cylindraxes, mais la plupart sont considérablement réduits de volume. Sur leur extrémité interne, vers la commissure, il existe une petite bande relativement saine.

A ce niveau également, sclérose complète des faisceaux pyramidaux croisés et du faisceau cérébelleux latéral. Enfin, les cornes postérieures sont nettement altérées, elles sont comme recroquevillées sur elles-mêmes, leur extrémité est boursouflée et les zones de Lissauer sont complètement sclérosées. De même, les racines postérieures que l'on peut voir à ce niveau sont considérablement lésées ; si dans leur intérieur on peut voir quelques fibres nerveuses qui semblent encore intactes, la plupart sont en voie de dégénérescence et leur nombre est considérablement diminué.

Par contre, intégrité absolue des cordons antérieurs du

faisceau de Gowers, des cornes antérieures ainsi que des racines antérieures.

Dans la moelle dorsale, les mêmes lésions se poursuivent; cependant la sclérose du faisceau de Burdach est plus accentuée et dans tout le cordon postérieur on ne retrouve que quelques rares cylindres axes disséminés. Les lésions des faisceaux pyramidaux croisés et des faisceaux cérébelleux latéraux se poursuivent, de même que l'atrophie des cornes postérieures. On note également à ce niveau une légère sclérose des colonnes de Clarke.

A la partie inférieure de la moelle dorsale, dans la moelle lombaire et la moelle sacrée, la sclérose est beaucoup moins accentuée dans les faisceaux de Goll et de Burdach, on y trouve beaucoup de cylindres axes à peu près sains. Il en est de même du faisceau pyramidal croisé. Le faisceau cérébelleux latéral a disparu. Mais on retrouve encore nettement l'atrophie de la corne postérieure et la sclérose des zones de Lissauer, de même que celle des racines postérieures.

Sur toute la hauteur de la moelle le canal médullaire a disparu et est comblé par une prolifération névroglique où l'on voit sur des préparations colorées à l'hématéine et l'éosine de nombreuses cellules lymphatiques.

Les vaisseaux médullaires ne sont pas altérés. Enfin, sur toute la hauteur de la moelle, les cellules des cornes postérieures sont nettement altérées, elles paraissent moins nombreuses qu'à l'état normal; elles sont globuleuses, leurs prolongements ont disparu.

En résumé, l'examen histologique a montré au niveau du bulbe une sclérose légère des pyramides antérieures et des lésions très accentuées des noyaux des XIIIe, X[e] et XIIe paires. Dans toute la hauteur du bulbe et de la moelle, dans les cordons postérieurs, sclérose des cordons de Goll, plus accentuée au niveau de la moelle cervicale et sclérose des cordons de Burdach plus marquée dans la moelle dorsale ; dans les faisceaux latéraux, la sclérose du faisceau pyramidal croisé et du faisceau cérébelleux latéral, plus accusée dans la moelle cervicale et la partie supérieure de la moelle dorsale ; enfin, atrophie des cornes postérieures, sclérose de la zone de Lissauer et sclérose des racines postérieures également marquée dans toutes les régions médullaires.

Quant au ganglion rachidien de la Ve paire dorsale, à son intérieur, à côté d'un faisceau à peu près sain, on en voit un autre complètement sclérosé. Il semble bien qu'il y ait une diminution du nombre des fibres et également une disparition des cellules.

Cœur. — Myocardite interstitielle extrêmement intense ; les faisceaux musculaires sont séparés les uns des autres, complètement disloqués en certains points, par un tissu conjonctif muqueux dans lequel on trouve quelques cellules rondes et un grand nombre de débris, reste de fibres musculaires en voie de disparition. Disparition complète de la striation. Les noyaux sont pour la plupart ou volumineux, arrondis ou très allongés. Les vaisseaux sont intacts.

Foie. — Sclérose intense ayant détruit la lobulation et ayant disloqué en plusieurs endroits les travées hépatiques. Les veines sus-hépatiques sont dilatées ; les espaces de Kiernan sont envahis par du tissu conjonctif dense englobant les vaisseaux. Nombreuses vacuoles dans plusieurs cellules hépatiques. Dégénérescence graisseuse très accentuée par places.

Reins. — Néphrite interstitielle intense ; tubes contournés séparés par du tissu fibro-muqueux qui les comprime, plusieurs semblent réduits de volume, ont leur lumière effacée et quelques-uns sont nettement en voie d'atrophie et de dégénérescence.

Cette remarquable observation présente des particularités intéressantes sur lesquelles il est bon d'attirer l'attention.

Nous constatons tout d'abord l'absence du caractère familial et le développement de la maladie à la suite d'une fièvre à allure infectieuse rappelant une dothiénentérie.

Le malade présentait, en outre, dès son entrée au Perron, deux symptômes particuliers qui sont très rarement signalés ; une arythmie très marquée et des troubles assez accentués de l'audition.

De plus, l'autopsie a vérifié l'existence d'un ramollissement de l'hémisphère droit qui s'est traduit pendant la vie par une hémianesthésie gauche complète au tact et à la piqûre et par une hémianopsie latérale gauche probable.

Enfin, à part les lésions classiques de la moelle dans la maladie de Friedreich, l'autopsie a montré une dégénérescence bien nette des racines postérieures ainsi que d'un ganglion radiculaire, lésions qui ont été trouvées par tous les auteurs qui les ont cherchées. En terminant, nous ferons remarquer l'intégrité absolue des cordons antérieurs, des racines et des cornes antérieures, de même que du faisceau de Gowers, faisceaux qui ont été trouvés lésés dans quelques observations.

Observation II

Amouroux (th. de Paris, 1899).

A. H. — Père mort à trente-neuf ans de tuberculose. Mère morte à quarante ans d'un néoplasme utérin.

Un frère mort à vingt-deux ans de tuberculose. La malade a trois sœurs et un frère plus âgés qu'elle qui paraissent se bien porter. Parmi ses ascendants et ses collatéraux elle n'a pas connaissance d'affection nerveuse.

A. P. — A cinq ou six mois convulsions, à la suite desquelles il lui est toujours resté un tremblement des membres supérieurs. La marche était normale. A six ans, lupus de la face ; elle entre à l'hôpital de l'Enfant-Jésus et sort guérie quatre ans après. A seize ans, menstruation. A dix-sept ans, *fièvre typhoïde*, elle rentre à l'hôpital. La fièvre suit d'abord normalement son cours, puis dans la période de convalescence la malade a une rechute et reste six mois au lit. C'est immédiatement après que débutent les premiers symptômes de la maladie actuelle. Pas de caractère familial.

Observation III

Variot *(Journ. de clinique infantile,* 1878).

L... Henri, huit ans et demi, entre à Trousseau le 5 juin 1898.

A. H. — Père mort à trente-six ans à la suite d'albuminurie, se portait bien avant. Mère bien portante.

Deux autres enfants qui sont morts en bas-âge, l'un de diarrhée infantile, l'autre de congestion pulmonaire.

Les grands parents de l'enfant sont encore vivants et n'ont aucune affection nerveuse.

A. P. — Né à terme, nourri au sein par la mère. Marche à treize mois.

A deux ans, il aurait eu successivement la scarlatine et la rougeole.

A six ans, *coqueluche* très forte qui se prolonge pendant six mois. C'est environ deux mois après cette coqueluche que les parents s'aperçurent que l'enfant fléchissait sur les jambes lorsqu'il marchait. Pas de caractère familial.

OBSERVATION IV
Petit *(Journ. de clin., infant.,* 1898).

M... Ch., quatre ans et demi, élevé au sein par la mère.

A. H. — Néant. Père robuste. Mère forte également, a élevé quatre enfants; c'est l'avant-dernier qui est le malade.

Le dernier enfant est mort à trois ans, de pneumonie.

Les autres sont bien portants.

. A. P. — Rien pendant l'allaitement. A deux ans *rougeole grave* qui se compliqua de *pneumonie.* Convalescence longue. Depuis, il a toujours été souffrant. L'enfant marche de moins en moins bien ; à la maison, il se traîne à quatre pattes.

Pas de caractère familial.

OBSERVATION V.
Soca (th. de Paris, 1888).

Per..., Honorio, dix-huit ans et demi, sans profession, se présente en janvier 1884 à l'hôpital de San Franctuoso (Uruguay). Chétif, intelligent.

A. H. — Père tabétique manifeste, mère hystérique.

Grand'mère paternelle aliénée. Rien du côté de ses autres parents.

Il a trois frères vivants et bien portants. Un frère est mort à treize ans après avoir présenté quelques symptômes bien probables de la maladie de Friedreich.

A. P. — Jamais malade jusqu'au début de l'affection actuelle.

Vers douze ou treize ans débutèrent les troubles de la démarche.

Mais avant cela, il accusa une espèce de *coqueluche* qui dura huit mois et qui ressemblait aux crises laryngées de l'ataxie locomotrice.

Incontinence nocturne d'urine,

Démarche ataxique. Titubation cérebelleuse. Signe de Romberg.

Mouvements des bras ataxiques. Parole saccadée. Force musculaire normale. Réflexes cutanés conservés. Réflexes tendineux abolis. Sensibilité conservée. Douleurs fulgurantes aux membres inférieurs. Pupille réagit à la lumière. Nystagmus.

Tout en admettant que ce cas peut être contesté pour être un Friedreich véritable, notons le début après une coqueluche l'existence de douleurs fulgurantes.

Quant au caractère familial, on peut rester dans le doute, puisqu'on ne sait rien de précis sur la mort du frère.

OBSERVATION VI

Demoulin (th. de Lille, 1902).

Amélie R..., quinze ans et trois mois, entre à la Charité,

service de M. le professeur Combemale, le 17 octobre 1901.

A. H. — Père et mère vivants et bien portants. Aucune maladie nerveuse ; une certaine irritabilité cependant chez la mère.

La malade a deux sœurs, dont l'une a treize ans et l'autre dix ans, et trois frères, dont le premier a huit ans, le deuxième quatre ans, le troisième deux ans. Tous sont en très bonne santé.

A. P. — Née à terme, nourrie au sein, et sa première enfance s'est passée dans des conditions excellentes. Elle a marché de bonne heure. Jusqu'à sept ans, à part un peu de diarrhée, il n'y a rien à noter. A cet âge, elle contracta la *grippe,* garda le lit pendant quatre semaines et quand elle a voulu se lever dit qu'elle ne put se tenir sur ses jambes et qu'elle tomba. Peu à peu elle se remit tant bien que mal, mais la jambe gauche resta paresseuse et faible. L'année suivante la jambe droite fut atteinte à son tour ; la malade ne peut plus marcher sans appui. A onze ans les mouvements des bras commencèrent à être compromis.

Ce cas est remarquable par l'absence d'antécédents héréditaires, le début de l'affection après la grippe, l'absence du caractère familial.

OBSERVATION VII

Bonnus (th. de Paris, 1898).

D..., âgé de trente ans.

A. H. — Père mort à quarante-cinq ans d'affection cardiaque.

Mère morte à soixante-deux ans.

Douze frères ou sœurs. Huit morts en bas-âge, deux

autres sont morts à vingt et un ans et dix-neuf ans. Deux
sœurs vivantes et bien portantes : l'une a trente-deux ans,
l'autre vingt-huit ans.

A. P. — Pas de maladies dans l'enfance. A douze ans,
on s'aperçut qu'il avait une légère gibbosité dorsale, mais il
n'en a jamais souffert. A vingt ans, *syphilis*. Chancre,
roséole, plaques muqueuses ; traitement suivi pendant six
mois. Vers vingt-deux-ans, commencement de faiblesse
dans les jambes. A vingt-quatre ans, cette faiblesse s'est
accentuée, marche de plus en plus difficile et, depuis quatre
mois, presque impossible. Signe de Romberg. Réflexe rotulien aboli.

La syphilis a été rarement signalée dans les antécédents personnels des Friedreich. Avec Bonnus nous
devons attirer l'attention sur l'âge déjà avancé du malade au début de l'affection, début qui dépasse rarement
vingt ans.

En outre, absence de caractère familial.

OBSERVATION VIII

Baumel *(Mercredi médical,* 1891).

Enfant de onze ans.

A. H. — (?).

A. P. — A l'âge de six mois, il fut atteint d'une *coqueluche* au cours de laquelle survinrent des convulsions et,
par la suite, il s'est trouvé dans l'état de maladie de Friedreich.

L'observation est muette sur les antécédents héréditaires ; l'auteur a été vivement frappé par ce début après
une coqueluche ; il ne signale pas de caractère familial.

— 74 —

Observation IX

Simon *(Progrès médical, 1897).*

Rouzier A..., dix ans, entre le 28 décembre 1889 aux Enfants Malades.

A. H. — Rien.

A. P. — Fils unique. Dans sa première enfance, le malade avait souvent la diarrhée. A deux ans et demi, il eut des douleurs dans les jambes et une affection oculaire. Il habitait une maison très humide.

L'intelligence était normale. A cinq ans, il fut pris pendant deux mois d'une *diarrhée dysentériforme* à la suite de laquelle on remarqua qu'il marchait mal. A l'époque où il entre à l'hôpital, il ressentait des douleurs dans les jambes depuis deux mois.

Pas de caractère familial.

Observation X

Gilles de la Tourette et Huet
(Iconographie de la Salpêtrière).

Blanche H..., vingt-quatre ans, mécanicienne, entre le 2 février 1888 à l'hôpital.

A. H. — Père alcoolique, esprit faible. Mère très emportée.

4 enfants dont 3 filles, une de vingt-cinq ans bien portante ; la malade est une fille de dix ans atteinte d'otite scrofuleuse ; enfin un garçon de vingt et un ans bien portant.

A. P. — Elle se porta bien jusqu'à six ans. Elle eut alors une maladie que le médecin diagnostiqua *fièvre muqueuse*, bien qu'il n'existât pas de diarrhée. Cette affection laissa chez elle une grande faiblesse. La malade fut incapable de se servir de ses jambes pendant un mois, de même les facultés du langage furent troublées. Puis ces symptômes s'atténuèrent jusqu'à quinze ans. A ce moment, sa sœur s'aperçut, en se rendant ensemble à l'atelier, que Blanche marchait de travers. Depuis, ces troubles n'ont fait que progresser.

Remarquons l'alcoolisme du père, l'absence très nette de caractère familial, le début après une fièvre muqueuse.

OBSERVATION XI

Gilles de la Tourette et Huet
(Iconographie de la Salpêtrière, 1888.)

S..., dix-huit ans, entre le 7 juin 1884 à la Salpêtrière, service du professeur Charcot.

A. H. — Père, quarante-sept ans. Mère, quarante-deux ans, bien portants. Rien à signaler dans les antécédents.

9 enfants, dont 5 sont encore vivants ; aucun n'a la même affection que le malade.

A. P. — A uriné au lit jusqu'à trois ans et a marché très tard.

En mai 1883, il est tombé malade et a dû garder le lit pendant quinze jours. Aussitôt après, convalescence de deux mois à la campagne. A partir de ce moment, début de l'affection.

Ici encore, absence très nette de caractère familial, ayant d'autant plus de valeur que les enfants sont suf-fisamment nombreux pour permettre de réfuter l'opinion de Soca. Bien que la nature de la maladie ne soit pas indiquée, son influence étiologique ne permet aucun doute.

OBSERVATION XII

Bezold (Th. d'Erlangen, 1894) (th. de Bonnus, 1898).

Em. M..., vingt-deux ans, entré le 25 juin 1891.

A. H. — Père mort à un âge avancé d'hémorragie cérébrale.

Mère vivante et bien portante.

Un frère vivant et bien portant. Une sœur morte à dix semaines de convulsions.

A. P. — *Scarlatine et rougeole* dans son enfance. Il resta maladif jusqu'à dix ans. Début de l'affection actuelle vers vingt ans.

Absence du caractère familial.

OBSERVATION XIII

John Mac Caw *(The Lancet,* 1893).

Fillette de huit ans entrée à l'hôpital pour des troubles de la marche.

A part une *broncho-pneumonie,* la mère ne se souvient pas que l'enfant ait été malade; c'est au cours de la convalescence de cette affection qu'aurait débuté, il y a trois mois, l'instabilité de la marche.

L'enfant a eu un frère bien portant qui est mort de broncho-pneumonie. Un autre frère âgé de cinq ans est normal. La mère elle-même est normale. Elle a trois frères et une sœur, morte tuberculeuse qui a peut-être souffert d'hystérie. On ne trouve, en somme, aucun antécédent héréditaire.

Mouvements choréiformes très marqués au point qu'on

a pu songer à la chorée, etc., signes classiques de Friedreich. Pas de caractère familial.

Observation XIV

Mackenzie.

Fillette de quatorze ans, entre à Saint–Thomas-Hospital pour des troubles de la marche.

Les troubles remontent à l'âge de sept ans et débutèrent à la suite de la *rougeole* par de la faiblesse des jambes. Grand'mère bien portante morte à quatre-vingts ans.

Les parents, 2 frères et 5 sœurs de la malade ont toujours été en bonne santé. Tous, sauf une sœur âgée de cinq ans, sont les aînés de la malade.

La malade elle-même était bien constituée et bien développée, intelligente et d'un caractère doux. Sa marche est tabétique et titubante. Signe de Romberg. Parfois mouvements brusques de la tête et des bras. Réflexes rotuliens absents.

Pupilles égales. Muscles de l'œil indemnes ; examen ophtalmoscopique négatif. Léger nystagmus. Développement musculaire normal, force dynamométrique conservée. *Ni troubles du langage*, ni désordres de la sensibilité, ni douleurs, ni crises. Scoliose. Appareils organiques indemnes,

Ce cas diffère du type classique par l'absence des troubles de la parole et de la déformation des pieds.

Pas de caractère familial.

Observation XV

Combes (th. de Montpellier, 1902).

Br. V..., dix ans, entre à la clinique des maladies des

des cris déchirants, ce qui donne lieu de croire qu'il était en proie à de vives douleurs.

L'hérédité rhumatismale peut être mis ici en ligne de compte au point de vue de la prédisposition.

Observation XVI Botkine.

Théodore M..., Malikh, vingt-deux ans, célibataire, entre à l'hôpital de Jaroslaw le 7 mars 1884.

A. H. — Mère hystérique, atteinte de folie quelques années après la naissance de son fils Th. — Père mort il y a dix ans ; a présenté pendant les quinze dernières années de sa vie une affection spasmodique ressemblant à celle de son fils.

Le frère aîné a eu des convulsions dans l'enfance. Le frère cadet présentait les symptômes de l'insanité dans la sphère des idées morales.

A. P. — Marche à trois ans. Souvent malade, sujet aux convulsions.

De huit à quinze ans il a eu une *fluxion de poitrine*, une *scarlatine* et une *fièvre typhoïde*, chacune accompagnée de convulsions. Caractère craintif, irascible. En 1885, gonflement douloureux des articulations, maux de tête violents, insomnie et angoisse. Le 6 décembre, se trouvant dans l'église, il éclate d'un fou rire. La police l'envoya à l'hôpital où il resta quatre mois et où, dit le malade, en quelques jours apparurent les symptômes qui persistent. En même temps il y avait des vomissements.

Pas de troubles de l'ouïe, du goût, de l'odorat.

Blépharospasme clonique. Salivation.

Mouvements involontaires accompagnent les mouvements actifs ; ils cessent dans le décubitus.

Tremblement de la tête, du thorax, des membres inférieurs. Démarche ataxique. Ataxie des membres supérieurs.
Pas de Romberg.

Nystagmus vertical et horizontal. Grincement des dents
qui cesse seulement pendant le sommeil. Contracture des
muscles du cou et des membres supérieurs, limitant les
mouvements volontaires et involontaires. Rémission des
troubles de la parole au bout d'un mois de séjour à l'hôpital. Force musculaire diminuée. Réflexes cutanés conservés. Réflexe patellaire exagéré. Vertiges et douleurs
fulgurantes dans les extrémités. Conservation de la notion
de position. Cypho-scoliose.

L'exagération du réflexe rotulien, les contractures,
les douleurs fulgurantes, les troubles de la parole peu
caractéristiques forment un ensemble symptomato-
logique qui pourrait, à notre avis, faire contester le
diagnostic porté par Botkine. Au cas où on l'admet-
trait, faisons remarquer l'hérédité névropathique qui
semble être une hérédité similaire, les antécédents personnels chargés et le développement de l'affection
quelques années après une fièvre typhoïde *(in* thèse de
Marie Olenoff).

OBSERVATION XVII Bezold.

H. P..., onze ans.

A. H. — Parents bien portants ainsi que frère aîné et
sœur cadette. Pas de maladies nerveuses dans la famille.
Un oncle sourd-muet. Un autre mort après avoir présenté
des phénomènes de convulsions. Pas d'alcoolisme chez les
parents. Pas de syphilis.

A. P. — *Scarlatine et rougeole* dans l'enfance.

A huit ans, *influenza*. Démarche chancelante depuis. Un an après, tremblement des membres supérieurs. Mouvements choréiques aux membres supérieurs. Tremblement de la tête et du thorax dans la station assise. Tremblement accentué dans la station debout. Démarche ataxique. Pas de nystagmus. Pas de troubles de la sensibilité. Réflexes patellaire et d'Achille abolis. Réaction normale des pupilles à la lumière.

Ce cas est remarquable par l'absence complète d'antécédents heréditaires. Le début de l'affection a suivi de peu l'influenza. Absence manifeste de caractère familial.

OBSERVATION XVIII

Levkovitch *(in* thèse Marie Olenoff). Conférence faite à la Société médicale à Krakow, 15 octobre 1902.

T. J..., dix ans.

A. H. — Pas de maladies nerveuses dans la famille. Tous les membres sont bien portants, y compris trois sœurs de deux, six et huit ans.

A. P. — Rachitisme à trois ans; *fluxion de poitrine,* maux de tête, vertiges.

Début de la maladie à neuf ans.

Mouvements choréiques au repos. Tremblement de la langue. Oscille dans la station debout. Signe de Romberg. Démarche ataxique. Réflexes patellaires abolis, les autres conservés. Pupilles, réaction normale. Pied varus équin. Pas de troubles de la sensibilité. Force musculaire diminuée.

Pas de caractère familial.

Observation XIX

Bezold (th. d'Olenoff, 1903, p. 66).

M. Z..., vingt-deux ans.

A. H. — Père mort d'une attaque d'apoplexie cérébrale. Mère et frère bien portants. Une sœur morte à deux mois et demi après avoir présenté des convulsions. Pas de maladies nerveuses dans la famille.

A. P. — *Scarlatine et rougeole* dans l'enfance.

Début de la maladie à l'âge de vingt ans.

Pas de nystagmus. Légère atrophie musculaire. Pied varus équin. Mouvements ataxiques. Démarche ataxique. Sensibilité au tact, à la douleur est mal perçue aux membres inférieurs, de même aux membres supérieurs. Réflexes patellaire et d'Achille abolis.

Pas de caractère familial.

Observation XX

S. Koptchinski, *Gazeta Lekarska*, 1900 (th. d'Olenoff, p. 68).

I..., Française, vingt-cinq ans.

A. H. — Père, soixante-cinq ans, bien portant, nie l'alcoolisme. Mère morte poitrinaire à soixante-cinq ans. A eu six grossesses. Les trois premiers enfants morts dans la première semaine de la vie. Deux fausses couches. Pas de maladies nerveuses dans la famille.

A. P. — *Variole et scarlatine* dans l'enfance.

Convulsions à huit ans.

A dix-sept ans, a perdu sa mère et, sous l'influence de l'émotion, dit la malade, apparaissent la faiblesse, le tremblement, une démarche chancelante. N'est plus réglée depuis quelques années.

Cypho-scoliose. Rit et pleure sans cause. Pas de mouvements involontaires dans le décubitus dorsal. Tremblement du corps dans la station assise ou debout. Démarche tabéto-cérébelleuse. Signe de Romberg. Pas d'atrophie. Anesthésie conjonctivale. Réflexes tendineux abolis. Réflexes cutanés conservés. Pas de Babinsky. On a trouvé des plaques anesthésiques et analgésiques dans les différentes parties du corps. Ce phénomène a disparu au bout de deux jours. Sens musculaire conservé. Parole lente, scandée. Vue, ouïe normales. Nystagmus. Champ visuel rétréci à gauche. Pupilles également dilatées. Réaction à la lumière et à l'accommodation paresseuse. Pied de Friedreich.

OBSERVATION XXI

L. D..., né en 1868, entré à l'hospice du Perron le 9 août 1886, salle Saint-Lazare, n° 23, service de M. le professeur Pic.

1897. — *A. H.* — Père et mère vivants. Pas de parenté entre eux. Père bien portant.

La mère a eu la petite vérole trois mois avant d'avoir son fils aîné ; l'accouchement se fit néanmoins à terme. Elle a été traitée aussi pour la neurasthénie. Elle affirme n'avoir jamais vu dans la famille de ses parents d'affection ressemblant à celle de son fils.

Une de ses sœurs aurait eu des crises d'épilepsie.

Du côté de la famille du père les renseignements font défaut.

La malade a une sœur de vingt-huit ans, atteinte de la même affection que lui, depuis l'âge de dix-sept ans. Il a, en outre, un frère de sept ans qui se porte bien.

A. P. — *Rougeole en bas âge.* — *Coqueluche à neuf ans*

et demi et début de l'affection actuelle quelques mois après. Pas de convulsions dans l'enfance.'

Le malade s'est aperçu peu à peu que sa marche devenait mal assurée, qu'il titubait comme un homme ivre, surtout la nuit. Plusieurs personnes le lui firent également remarquer et l'accusèrent d'avoir bu. En même temps, il devint maladroit de ses mains à cause de certains mouvements involontaires et de tremblements intentionnels. Ces troubles ne l'empêchèrent pas de continuer à aller à l'école et d'obtenir son certificat d'études primaires.

A seize ans, il entra à l'Hôtel-Dieu dans le service de M. Teissier père, où on lui fit sans résultat des pointes de feu et des séances d'électrisation. Il en sortit au bout de cinq mois nullement amélioré.

(L'observation du malade, alors qu'il était dans le service de M. le professeur Teissier, est relatée dans la thèse de Cuche, Lyon 1887.)

Jusqu'à dix-sept ans, il put marcher sans béquilles, mais en titubant fortement ; les rues n'étaient pas assez larges pour lui. Il buttait fréquemment contre les passants et tombait souvent. Il n'a jamais eu ni vertiges, ni étourdissements. Il fut bientôt obligé de s'appuyer sur des béquilles et, en 1888. il cessa absolument de pouvoir marcher tant à cause de son ataxie que de la faiblesse de ses jambes.

A l'examen, il est impossible de constater si le malade a de l'ataxie dans la marche ou dans la station ; car il ne peut même pas se tenir debout.

Dans le décubitus dorsal il ne peut, sans s'aider de ses mains, exécuter aucun mouvement avec ses membres inférieurs.

Aux membres supérieurs, on constate de l'incoordination motrice très nette, le malade ne peut mettre du premier coup son doigt sur son nez quand il ferme les yeux. Il a en même temps du tremblement intentionnel, d'amplitude et de rapidité moyennes, mais n'empêchant pas la main d'atteindre le but visé. La main plane avant de saisir les objets.

Les membres supérieurs jouissent de tous leurs mouvements, mais avec une diminution très nette de leur force. Quant aux membres inférieurs ils sont complètement impotents et un peu contracturés. Ils sont dans l'extension complète, les pieds en équin, la concavité plantaire plus marquée, le gros orteil en extension forcée, chevauchant sur tous les autres orteils.

La résistance aux tentatives de flexion est grande.

Cette flexion ne peut se faire volontairement, mais elle se produit quelquefois brusquement malgré le malade.

Les réflexes cutanés et tendineux sont abolis.

La sensibilité au tact, à la piqûre, à la chaleur est intacte. Le sens musculaire persiste aux membres supérieurs, mais est diminué aux inférieurs. Le malade sent sa jambe gauche croisée sur la droite, mais dans l'ordre inverse il ne sent rien. Il ne se rend pas non plus compte quand ses jambes pendent en dehors du lit.

Du côté des organes des sens, on ne note à peu près rien. Pas de nystagmus, pas d'ophtalmoplégie, jamais de diplopie. Le malade a toujours été myope et porté des lunettes. La pupille réagit faiblement à la lumière et presque pas à l'accommodation.

Le goût et l'odorat sont intacts. L'ouïe a diminué depuis un an et le tic-tac de la montre n'est entendu qu'à 20 centimètres environ. Jamais de bourdonnements, ni de vertiges. De temps en temps, céphalalgie, qui est toujours localisée à la région occipitale, sans prédilection pour le jour ou la nuit.

La parole est lente, pâteuse, hésitante, suspirieuse; la langue a continuellement des mouvements en masse.

Pas de troubles intellectuels.

Pas de troubles génito-urinaires, à part quelques rares accès de rétention.

On note une scoliose dorso-lombaire à convexité gauche et, aux membres, un arrêt du développement musculaire, dont le malade lui-même s'est aperçu. Les mensurations prises à dix-neuf ans étaient supérieures à celles prises quelques années après.

' La cuisse droite présente une légère diminution de volume.

Ajoutons aux symptômes décrits plus haut des accès de suffocation durant deux à trois minutes se répétant sans intervalles réguliers aussi bien la nuit que le jour et un peu plus fréquents lorsque le malade est enrhumé.

6 janvier 1898. — On note aux mains, quand on ordonne quelques mouvements, l'écartement des doigts en extension forcée se rapprochant de l'attitude d'un athétosique.

Si on fait asseoir le malade sur son lit, on voit que ses jambes ne tombent pas ; elles restent étendues obliquement et en contracture légère.

La colonne cervicale et la partie supérieure de la colonne dorsale se placent horizontalement, ne faisant qu'un seul plan qui se continue avec la région occipitale qui devient également horizontale.

7 janvier 1899. — Plus de tremblements de la langue. Oscillations continuelles de la tête. Léger nystagmus dans le regard extrême à droite.

25 octobre 1899. — La faiblesse du malade s'est accrue ainsi que l'amyotrophie; il s'agit d'un amaigrissement généralisé et non d'une atrophie se faisant par faisceaux musculaires.

Les mouvements athétoïdes sont très prononcés; ils ne surviennent qu'à l'occasion des mouvements volontaires ; de temps à autre on en observe pendant le repos. La faiblesse des muscles du dos paraît augmentée ; le malade est courbé en deux.

Pas de troubles de la sensibilité, à la douleur, au contact, à la température. Conservation de la notion de pression, mais perte absolue de la notion de position.

Aux membres supérieurs, par la percussion du grand supinateur, on produit encore de très légers mouvements plus marqués à droite qu'à gauche. Le balancement de la tête n'est noté qu'à de rares intervalles.

19 août 1901.— Les mouvements athétoïdes sont encore plus accusés, surtout aux membres supérieurs. La voix est plus hésitante et plus faible, avec timbre fausset très accusé.

15 juin 1903. — Depuis deux mois, le malade éprouve des *phénomènes douloureux*, très intenses, depuis quelques jours; ce sont des douleurs continues et paroxystiques du membre supérieur droit et surtout du membre inférieur gauche, où elles s'accompagnent d'une contracture douloureuse en flexion forcée de la jambe et de la cuisse, sans qu'il y ait à ce niveau aucun signe de localisation articulaire.

Ces douleurs sont si violentes qu'on est obligé de le piquer à la morphine.

Pas d'anesthésie, ni d'hyperesthésie à la piqûre.

De temps à autre, au niveau du mollet, tremblements fibrillaires et contraction en masse lors des lancées.

Amyotrophie considérable et en masse de tous les membres inférieurs. Pied bot très net à gauche, orteil en hyperextension.

Les troubles de la parole sont accrus : parole explosive, scandée, suspirieuse.

Pouls : 120. Température normale.

Quelques trémulations fibrillaires de la langue qui paraît atrophiée au niveau de ses bords latéraux.

En outre, difficulté de la déglutition. Le malade s'engoue surtout quand il redresse le cou.

Juillet 1904. — Les douleurs que le malade éprouvait en juin 1903 n'ont plus reparu ; elles ont duré deux mois en tout.

Le malade fait de grands efforts pour parler. La parole est suspirieuse, à peine distincte, bien que scandée ; on est obligé de faire redire bien des mots pour arriver à le comprendre.

Pendant qu'il parle, on voit de temps à autre son front se plisser, et les commissures labiales se porter en arrière ; sa tête décrit sans cesse de lentes oscillations dans le sens transversal avec un rythme de balancement, le menton porté en avant, le front rejeté en arrière.

Le malade éprouve beaucoup de gêne pour avaler, il s'engoue facilement et il essaie d'y remédier en tendant le cou comme font les canards.

Si on lui fait étendre les mains on constate, du côté droit l'extension complète du pouce et de l'index ; pour les autres doigts. l'extension des premières phalanges et la flexion des deux autres ; du côté gauche, une hyperextension encore plus accusée du pouce et de l'index et, pour les autres doigts, l'extension de la première phalange et de la troisième et la flexion de la seconde.

A la face dorsale des mains, les espaces intermétacarpiens sont plus accusés, tandis qu'à la face palmaire le creux de la paume de la main est augmenté. L'aspect général est bien celui de la « main bote » qu'ont décrit Cestan et Sicard. En outre, les masses musculaires présentent une atrophie notable.

On ne constate pas d'anesthésie aux mains ; quant au sens

musculaire il a perdu son intégrité. En effet, si nous mettons la main droite du malade sur celle de gauche, il se rend bien compte de la position, mais si, au contraire, nous plaçons la main gauche sur la droite, il nous dit que ses mains ne sont pas l'une sur l'autre.

Le sens stéréognostique nous semble aussi chez lui très altéré. Nous lui introduisons d'abord entre les trois derniers doigts, puis entre le pouce et l'index différents objets, une montre, une pièce de monnaie, sans pouvoir obtenir aucun renseignement ; il peut simplement nous dire si l'objet est froid ou chaud.

L'analgésie trachéale est manifeste, nous pressons fortement la trachée sans qu'il perçoive autre chose qu'un simple contact. Pour l'analgésie testiculaire, l'évidence est encore plus probante et, c'est en vain que par la pression du testicule, nous cherchons à éveiller la douleur caractéristique.

La langue, un peu déviée à gauche, est atrophiée sur les bords et présente des mouvements fibrillaires peu accentués. La salivation est abondante.

Pas de nystagmus. La pupille réagit bien à la lumière et à l'accommodation. Le réflexe conjonctival est conservé.

Le tic-tac de la montre est entendu à peine à 10 centimètres ; toutefois, le malade comprend assez bien ce qu'on lui dit ; il est vrai qu'il a toujours les yeux fixés sur les mouvements des lèvres de celui qui lui parle.

Le sens génital est conservé : il y a encore des érections.

L'état général se maintient, mais les membres supérieurs et inférieurs surtout sont complètement impotents.

Observation XXII

Marie D..., sœur du malade précédent, née en 1870, chez ses parents.

A. H. — Voir observation I.

A. P. — *Rougeole* à deux ans. *Scarlatine* à huit ans.

L'affection a débuté vers l'âge de dix ans, par une parésie des membres supérieurs et inférieurs. La malade s'aperçut que sa jambe gauche s'engourdissait, ce qui lui causait de la gêne dans la démarche. L'autre jambe ne tarda pas à être prise, et la marche devint de plus en plus pénible.

La malade s'appuyait contre les murs pour la faciliter, dit-elle.

L'attention des parents s'étant alors éveillée, on conduisit la malade chez M. Teissier.

Elle présentait alors un peu d'oscillation de la tête, du tronc, de l'instabilité de la station, de la fatigue à la marche, mais il n'y avait point de troubles de la sensibilité. Les réflexes étaient abolis. Pas de nystagmus. La parole était hésitante, lente, scandée comme dans les scléroses en plaques. Pas de Romberg. Il y avait une déviation de la colonne à convexité tournée à gauche. Pas de troubles vésico-rectaux.

M. le professeur Gayet pratiqua l'examen de l'œil et conclut ainsi : « Somme toute, pas d'altération apparente ni indiscutable, accommodation excellente en rapport avec l'âge, vue normale pour les deux yeux. »

Pendant l'été de 1884, il fut fait un traitement régulier : pointes de feu au niveau de la colonne. On donna des préparations iodurées, bromurées et des toniques. A ce moment apparition des règles qui furent d'abord irrégulières. Aménorrhée deux ou trois mois de suite avec épistaxis supplémentaires apparaissant à des époques fixes. A la fin de 1884, pendant 1885, et jusqu'à la fin de 1886, l'état général s'améliore, l'enfant grandit et se développe. Les symptômes énumérés plus haut ont disparu en grande partie. La parole est redevenue ce qu'elle était. La marche est devenue régulière. La scoliose a diminué. Bref, pendant deux ans la famille ne voit aucun médecin et forme des projets de mariage pour leur fille. En définitive, rémission très notable de tous les accidents. (Cuche, th. de Lyon 1887).

Mais depuis le commencement de 1887, la malade s'aperçoit qu'il y a eu accentuation. Elle a habité pendant longtemps une chambre qui est humide. Elle va voir M. le professeur Teissier qui trouve de la raideur dans les jambes. Douleurs constrictives au niveau des chevilles, piquées sous les pieds. Douleurs lombaires. Les réflexes sont toujours abolis, mais la déviation de la colonne a diminué.

20 juillet 1887. — La malade accuse toujours des douleurs de même espèce, crampes et raideurs dans les jambes. On s'aperçoit à peine que sa parole est légèrement traînante, mais elle n'est plus scandée. La marche est celle d'un tabétique. Elle jette sa jambe comme un ataxique. Pas de Romberg, Pas de troubles vésico-rectaux. Les oscillations de la tête et du tronc sont très minimes. Réflexes rotuliens et plantaires abolis, mais il y a sur les membres inférieurs une hyperesthésie évidente. Rien aux poumons. Accélération des battements du cœur. P = 140 ».

Mai 1904. — Note personnelle. Avec le Dr Benoît (du Puy), nous sommes allé voir cette malade, et voici les renseignements qu'il nous été possible de nous procurer.

A notre entrée, la malade très émue se met à pleurer, main quelques instants après, rassurée par nos paroles, elle ne tarde pas à rire. Elle a conservé toute sa mémoire et son intelligence. Elle s'intéresse toujours au commerce qui les fait vivre ; c'est elle qui tient la caisse. Son état l'inquiète beaucoup.

La parole est traînante, scandée, nasonnée et empâtée ; mais suffisamment compréhensible.

A la face, on remarque une légère contracture du côté gauche. La langue ne présente pas de mouvements fibrillaires.

Les oscillations de la tête se manifestent surtout quand la malade parle ; on constate en outre des oscillations du tronc.

Il est impossible de constater si la malade a de l'ataxie dans la marche ou dans la station, car elle ne peut même pas se tenir debout. Elle se tient constamment assise sur une chaise et ne peut en bouger. Il faut la porter au lit et la déshabiller. C'est à l'âge de vingt et un ans que la malade, malgré toutes les médications instituées, cessa de pouvoir marcher. Après avoir tout essayé, elle a laissé de côté tout traitement, en désespoir de cause.

Quand elle veut saisir un objet, le mouvement s'exécute avec lenteur, la main plane au-dessus de lui avant de l'atteindre, puis s'en empare maladroitement. Lorsque, les yeux fermés, elle veut toucher son nez avec l'index, elle n'y arrive qu'après plusieurs tentatives au cours desquelles elle est allée heurter avec une certaine violence, tantôt le front, tantôt l'œil, tantôt la joue. Main bote. Mouvements athétoïdes aux membres supérieurs, dont la force musculaire est assez bien conservée.

Les membres inférieurs peuvent encore, malgré leur impotence, esquisser quelques mouvements d'extension, du reste très limités et de courte durée. Les pieds sont en extension moyenne, avec tendance à l'équinisme et résistent aux tentatives de flexion. Le gros orteil en extension forcée chevauche sur les autres doigts.

Le réflexe rotulien est complètement supprimé : le réflexe conjonctival existe. Nous introduisons profondément une cuiller dans la gorge de la malade sans provoquer ni toux, ni gêne quelconque ; l'anesthésie est manifeste. La malade dit que sa vue baisse beaucoup depuis cinq à six ans. Pas de nystagmus. Les pupilles réagissent faiblement à la lumière et à l'accommodation.

La malade craint beaucoup le froid et la chaleur. Elle a toujours froid aux jambes et on le constate en effet par le toucher. Elle raconte que le matin, au lever, ses jambes sont blanches, puis qu'elles ne tardent pas à devenir rouges violacées, comme elles le sont maintenant devant nous, jusqu'au-dessous des genoux. La pression du doigt fait disparaître momentanément cette coloration violacée et on constate un peu d'œdème sans godet.

Les ongles des orteils sont un peu hypertrophiés et la peau des jambes desquame en larges écailles.

Au point de vue de l'état général, la malade a maigri depuis quelques années ; elle n'a pas d'appétit.

Elle urine bien. Ses règles ont toujours été très régulières et plutôt abondantes. Elle se plaint d'être continuellement constipée ; elle ne va à la selle que tous les huit jours environ.

La malade ne boit que de l'eau, l'ingestion de toute boisson même faiblement alcoolisée lui cause, dit-elle, un très grand malaise et l'affaiblit beaucoup. .

Pouls : 88. Rien au cœur.

Observation XXIII

H. Mackay. Brain. Part. IV, 1898. *Pathology of a case Friedreich disease*.

H... W..., vingt-six ans. Trois malades dans la même famille, deux sœurs et lui. *Rougeole et scarlatine à six ans*. Après ces maladies apparurent de la faiblesse dans les jambes et la démarche devint chancelante ; à douze ans, il ne pouvait plus marcher ; à quatorze ans, les bras furent pris ; à vingt-deux ans, tableau clinique typique.

A trente ans, rougeole suivie de mort.

Observation XXIV

Dreschfeld (1876) (th. de Bonnus, 1898).

James B..., quarante-deux ans. Marié depuis quinze ans. Trois enfants bien portants, âgés de quatorze, douze, neuf ans.

Rien dans l'enfance.

Fièvre typhoïde à dix-neuf ans. Apparition des premiers symptômes de la maladie pendant sa vingtième année.

Deux frères et deux sœurs atteints de la même maladie.

Observation XXV

Rütimeyer (*Virchows Archiv*, 1883).

Rudolf B..., né en 1865, entre le 17 avril 1882 à la clinique médicale de Bâle.

Parents bien portants. 5 frères et sœurs en bonne santé. 2 autres sont atteints de la même affection. 3 morts de convulsion.

A. P. — Bien portant jusqu'à sept ans, âge où il est atteint d'une *scarlatine* qui dure six semaines. Après une longue convalescence, on constate des signes d'incertitude et d'ataxie dans la marche et la station debout.

Observation XXVI. Rütimeyer.

Rudolf B..., cousin du précédent, quinze ans, entre le 3 juin 1883, six frères bien portants.

A. P. — Il fut en bonne santé jusqu'à sept ans, âge où il fut atteint de *fièvre typhoïde*. Pendant la convalescence survinrent insidieusement les premiers symptômes de la maladie.

Observation XXVII

Musso *(Revista clinica di Bologna,* 1884).

Antonio M..., vingt-deux ans.

A. H. — Père bien portant. Mère démente et alcoolique.

A. P. — A vingt ans, il contracte la *variole.* Evolution normale avec quelques phénomènes cérébraux. Aussitôt après que les pustules sont séchées naissent des douleurs rhumatoïdes ; puis des signes d'incertitude et de maladresse dans les membres inférieurs.

Chutes nombreuses. Un an après, ataxie gagne les membres supérieurs.

Observation XXVIII. Musso.

Domenico M..., frère du précédent.

Douze frères et sœurs dont quatre mort-nés, trois frères frappés de la même affection ; les autres bien portants ; trois cousins germains également atteints de Friedreich.

A. P. — Pas de maladie avant une *variole* à l'âge de dix-sept ans. Aussitôt après naît une incertitude dans la marche. L'ataxie s'étend ensuite aux membres supérieurs.

Observation XXIX. Musso.

Ignazio M..., vingt-quatre ans. Frère cadet des précédents

La maladie débute aussi après une *variole* contractée à quinze ans,

Observation XXX. Bonnus.

Jules G..., trente-neuf ans, corroyeur, entre à Cochin, service du Dr Chauffard.

A. H. — Père mort hémiplégique à soixante-huit ans, très alcoolique.

Mère âgée de soixante-trois ans, encore bien portante.

Le malade a deux sœurs, l'une de trente ans et l'autre de vingt-cinq ans, bien portantes, et un frère qui est atteint de Friedreich.

A. P. — Plusieurs attaques de *rhumatisme articulaire aigu*.

Début en 1883 par des troubles de la marche qui s'accentuent dans l'obscurité. Migraines ophtalmiques du côté gauche fréquentes. Il avait vingt-cinq ans.

En 1884, apparition de douleurs fulgurantes dans les membres inférieurs. En 1890, troubles moteurs du côté des membres supérieurs. En 1891, troubles de la parole.

En 1892, il entre à la Salpêtrière en même temps que son frère Louis.

Les yeux fermés, la marche est impossible. Vacillation de la tête. Réflexe rotulien aboli. Incoordination des membres supérieurs pendant l'occlusion des yeux. Parole lente et saccadée. Pas de nystagmus. Pas de troubles trophiques, pas de pied bot. Légère scoliose.

Diagnostic porté par Charcot : maladie de Friedreich.

Observation XXXI

P. Cohn *(Neurolog. Centralblatt,* 1898).

Les deux malades sont frères, l'un a treize ans et demi, l'autre onze ans.

Parents non consanguins. Père éthylique.

Une sœur plus âgée et un frère plus jeune sont bien portants.

Les antécédents personnels communs sont l'existence d'adénites scrofuleuses, la *scarlatine* vers l'âge de trois ans. Chez tous deux l'affection a débuté, entre cinq et six ans, par des troubles de la marche, chutes fréquentes, de la maladresse des mains, de la difficulté dans la préhension des aliments, des sensations de vertige. L'intelligence n'a point paru diminuée ; plus tard est apparu du rire presque spasmodique.

Cas 1. — Treize ans et demi, aurait eu à six ans une tumeur blanche suivie d'ankylose. Reste toujours assis ou couché. Taille petite pour son âge. Secousses de la face et de la langue. Pupilles un peu dilatées, réagissant bien à la lumière, fond d'œil normal.

Nystagmus dans les positions extrêmes du regard. Amaigrissement général et asthénie musculaire. Aux membres supérieurs, le réflexe du triceps existe. Ataxie facilement mise en évidence dans la préhension d'un objet, l'écriture. *Pas de scoliose* aux membres inférieurs, réflexe rotulien absent (n'a pu être cherché du côté gauche. Ataxie des jambes. Perte du sens musculaire.

Pied de Friedreich. Station verticale et marche sont impossibles. Sensibilité normale. Pas de modification électrique. Parole traînante.

Observation XXXII

Cas 2. — Onze ans, bien constitué. Secousses convulsives de la face, nystagmus léger. Diminution de l'acuité visuelle. *Papilles pâles, décolorées.* Pupilles normales. Pas d'atrophie musculaire. Mouvements choréiformes des membres supérieurs et inférieurs. Ataxie statique et locomotrice des bras et des jambes. *Pas de scoliose.* Dans la station debout, oscillations variées pour ne pas perdre l'équilibre. Démarche titubante, jambes se croisant. Pied de Friedreich. Réflexes patellaires et du tendon d'Achille absents. Parole lente, scandée.

Avec Cohn faisons remarquer la présence d'une atrophie optique dans le cas 2, l'absence de scoliose dans les deux cas, enfin l'alcoolisme du père, le caractère familial, le début après une scarlatine.

Observation XXXIII

Duncan Greenlees et Carrington Purvie (Brain 1901)
(Th. de Dumon, 1902.)

Ces auteurs ont eu l'occasion d'observer à Kimberley, dans une famille de Boërs, une sœur et un frère atteints de maladie de Friedreich.

Pas d'antécédents héréditaires.

Tous deux, l'un à neuf ans, l'autre à douze ans ont subi en même temps les atteintes d'une *scarlatine.* C'est depuis cette époque que commencèrent graduellement l'hésitation et les troubles de la démarche.

Du côté du frère, pieds en varus équin ; scoliose à région dorsale ; réflexes cutanés abolis pour la plupart ; réflexes tendineux absents ; sens musculaire altéré ; doigts en hyperextension ; nystagmus.

Il avait l'aspect et les manières d'un idiot, ne parlait pas, mais comprenait encore quelques paroles.

Du côté de la sœur : nystagmus ; mouvements athétosiques aux doigts. Elle mourut au bout de quatre ans, à l'âge de treize ans, après avoir présenté des troubles bulbaires et divers accidents, dysphagie, etc.

A l'autopsie, lésions caractéristiques de Friedreich : atrophie de la moelle qui était plus grêle que celle d'un chat ; dans le renflement cervical, sclérose des faisceaux de Goll, de Burdach, du faisceau antéro-latéral de Gowers-Bechterew, du faisceau cérébelleux direct. Dans la colonne de Clarke, cellules atrophiées, diminuées de nombre, se colorant mal. La zone de Lissauer atteinte seulement dans la partie adhérente au faisceau cérébelleux direct ; de même que le faisceau pyramidal latéral.

Dans la région thoracique, sclérose considérable du faisceau cérébelleux direct.

Dans la région lombaire, sclérose du faisceau en virgule, des fibres formant la commissure postérieure, faisceaux antéro-latéraux moins atteints que dans la région thoracique.

Dans les cornes antérieures et postérieures, cellules nerveuses atrophiées, diminuées de nombre. Noyaux souvent absents, pas de granulations de Nissl dans le corps de la cellule. Parois vasculaires intactes. Ecorce cérébrale saine. Inflammation scléreuse disséminée des nerfs sciatiques.

En résumé, étiologie infectieuse, caractère familial, marche rapide de l'affection chez la sœur.

Observation XXXIV (inédite).

Service de M. le professeur Bondet. Due à l'obligeance de M. le Dr Cade. Diagnostic de Friedreich, porté par M. le professeur Pic.

B..., Victor Toussaint, cinquante-neuf ans, entre à l'Hôtel-Dieu, le 27 février 1900.

A. H. — Père mort vieux, était atteint de tremblement. Mère morte âgée. Son grand-père paternel tremblait aussi.

Collatéraux. — Neuf frères ou sœurs ; cinq morts en bas âge. Des quatre autres, deux sont morts ; une sœur à neuf ans, du croup ; un frère à un âge assez avancé ; ils tremblaient tous les deux ; deux frères encore vivants et qui sont eux aussi des « trembleurs ».

A. P. — Le malade est marié ; a un enfant âgé de neuf ans, et qui, d'après lui, est faible de constitution et se balance en marchant. Pas d'alcoolisme. A l'époque de la puberté, il aurait eu une affection générale qu'il qualifie de maladie de poitrine.

A vingt-cinq ans, pleurésie droite. A trente-quatre environ, syphilis ; les accidents durèrent pendant cinq ans (chancre génital, alopécie, éruptions) ; il prit de l'iodure de potassium et des pilules de Ricord. Une entérite il y a trois ans.

Le malade dit avoir toujours tremblé, au moins depuis qu'il peut s'observer. Ce tremblement était plus marqué sous l'influence des émotions et sous l'influence de la fatigue. Depuis son entérite, le malade dit trembler beaucoup plus ; il présente une faiblesse générale qui est progressive et surtout marquée depuis trois ans.

Les toniques, un peu d'alcool diminuent ce tremblement et les troubles de l'équilibration.

Depuis 1870, le malade éprouve de temps en temps, à intervalles variables, des douleurs passagères à caractère fulgurant dans les membres inférieurs. Il existe aussi maintenant des douleurs fulgurantes dans les membres supérieurs.

Le malade ignore depuis quelle époque il présente des troubles de la parole. En tout cas, depuis quelques années, ils l'ont obligé à abandonner l'enseignement (il a quitté l'enseignement il y a huit ans, parce que, dit-il, il était trop faible et particulièrement parce que sa poitrine était faible).

Il a toujours eu une certaine peine à marcher. Déjà, pendant son adolescence, on avait observé qu'il se balançait en marchant. C'est depuis trois ans surtout que la marche est devenue plus difficile.

L'intelligence est conservée. B... avait la mémoire un peu dure ; néanmoins, il avait pu arriver à la cultiver.

Il existe parfois des vertiges.

La puissance génitale était normale. Le malade a encore des érections.

Pas de troubles fonctionnels viscéraux, sauf de la constipation.

Pas de troubles des sphincters.

Actuellement :

Au point de vue moteur, le malade peut présenter au repos du tremblement des membres supérieurs. Ce tremblement qui atteint toute la main, avec tremblement isolé des doigts et toute l'extrémité du membre, est surtout marqué sous l'influence des contractions volontaires ; il s'exagère alors, bien que la direction du mouvement soit conservée.

Le malade ne peut mettre le doigt dans sa bouche et ne peut toucher le bout de son nez avec l'index. Il a beaucoup de peine à boire.

Ecriture à peu près illisible. Tremblement de la langue.

Pas de tremblement isolé de la tête.

La station debout est assez difficile ; le malade est alors agité d'un tremblement général sur place pseudo-choréiforme. Il est obligé de prendre appui contre son lit.

La marche est pénible. On est obligé de le soutenir. Il marche avec précaution, les jambes écartées, talonne un peu mais sans laisser tomber son pied de haut et comme pour assurer sa base de sustentation. Pas de rétropulsion.

Dans la marche comme dans la station debout, il existe des tremblements étendus, généralisés à tout le corps et des mouvements choréiformes. On constate en outre un certain degré de soudure.

Pas de parésie, ni de contractures. Force musculaire intacte. Pas de Romberg. Pas de perte du sens musculaire.

La parole est troublée, embarrassée, incertaine parfois ; certains mots sont répétés deux fois par moments ; elle n'est ni scandée, ni explosive.

Les réflexes rotuliens sont complètement abolis.

Aux membres supérieurs, les réflexes tendineux et musculaires sont conservés et assez sensibles.

Les réflexes cutanés (abdominal, crémastérien...) sont normaux. Les réflexes plantaires sont conservés et même exagérés. Pas de modification du Babinski.

Aucun trouble de sensibilité objective.

Du côté des yeux : acuité visuelle conservée ; pas de paralysie des muscles oculaires, les mouvements de l'œil sont normaux. Aucune trace de nystagmus ou de mouvements nystagmiformes tant latéraux que verticaux même dans les mouvements extrêmes des globes oculaires. Pas d'Argyll-Robertson. Les pupilles se contractent à la lumière et à l'accommodation.

Inégalité pupillaire ; la pupille gauche étant plus dilatée.

Le malade a eu mal à l'œil quelques mois après son chancre, pendant trois semaines.

Au point de vue trophique : pas d'atrophie musculaire ; bien marquée. Il y a de l'amaigrissement général. Pas de contractions fibrillaires. Les pieds présentent un certain état de contracture permanente, avec léger équinisme, tassement antéro-postérieur du pied, exagération de la concavité de la plante du pied et convexité beaucoup plus marquée du dos du pied. Pas de modification des orteils.

Du côté de la colonne vertébrale; cyphose cervico-dorsale à grande courbure avec légère concavité gauche.

Rien aux poumons ni au cœur. Pouls régulier. Les artères sont légèrement indurées.

L'aorte est un peu grosse. On perçoit les battements aortiques dans le creux sus-sternal.

Rien du côté de l'abdomen, sauf de chaque côté une pointe de hernie inguinale.

Température normale 37°2.

Urine : pas d'albumine.

9 mars. — Au dynamomètre, le malade donne :

Avec la main droite 70.

Avec la main gauche 5o.

T. = 37°1. Les douleurs ont été calmées un peu par l'antipyrine. Le malade tremble un peu moins.

12 mars. — Le malade ne présente que depuis quatre jours des douleurs dans le membre supérieur droit; celles-ci ne sont pas aussi fortes et ne présentent pas les caractères fulgurants de celles des membres inférieurs qui sont redevenues très vives.

17 novembre 1900. — Actuellement au repos, le malade assis sur sa chaise se tient la tête immobile penchée en avant, les mains sur les cuisses. S'il ne les tient pas l'une avec l'autre, elles sont animées d'un léger tremblement, surtout le pouce, qui se meut sur l'index sans cependant le toucher.

Dans les mouvements volontaires, ce tremblement s'exagère, se communique à tout le membre, mais n'empêche pas la main d'arriver à son but. Il est peu rapide et de faible amplitude.

Il y a trois mois, le malade pouvait encore écrire, maintenant il lui est impossible même de signer son nom.

La marche est titubante. De plus, il festonne un peu, mais sans lancer la jambe.

La station debout est impossible, les talons rapprochés, même les yeux étant ouverts. Dès qu'il est dans cette position, le malade se met à trembler de tout son corps, puis à osciller de côté et d'autre avec menace de chute.

Au lit, pas d'ataxie des membres inférieurs, pas de perte de la notion de position.

Pied équin ; les orteils allongés dans le prolongement de l'axe du pied ; cette position peut être corrigée par le malade.

Pas de déformation ni de troubles trophiques.

Pas de réflexes rotuliens. Le chatouillement de la plante du pied ne provoque pas de mouvement du côté des orteils, mais un retrait brusque et immédiat de tout le membre. Le malade est excessivement sensible à cette exploration.

La force est conservée ; le malade dit qu'il peut faire sans fatigue de 8 à 10 kilomètres en un jour.

Membres supérieurs : ataxie plus marquée, force conservée.

Pas de réflexes, d'exagération de contraction idio-musculaire.

La parole n'est pas bredouillante, ni scandée ; elle est presque normale, sauf un peu de lenteur. Le malade dit qu'à certains jours il s'exprime mal. La langue n'est ni déviée, ni atrophiée ; elle a de légers tremblements.

La tête est habituellement inclinée en avant, immobile, sans oscillation, mais le malade peut la mouvoir facilement et les muscles de la nuque ont encore une force suffisante et résistent bien.

12 janvier 1901. — Le malade a pris hier une crise dou-

loureuse, violente, il sentait fortement l'alcool. T. = 39°7.

Facies tiré, yeux excavés, bouche ouverte, respiration rapide = 44.

L'auscultation des poumons est rendue incomplète et reste inachevée à cause d'affaiblissement du pouls qui survient pendant ce temps. Le pouls devient presque imperceptible et oblige à laisser reposer le malade. On a eu le temps d'entendre seulement quelques frottements et une respiration rude à la partie moyenne du poumon droit. Langue sèche, saburrale; lèvres cyanosées.

On fait une injection de 5o centigrammes de caféine. Bruits du cœur à peine perceptibles. Expectoration adhérente, couleur caramel. Ictère des conjonctives.

14 janvier 1901. — Les signes de pneumonie se sont confirmés.

La température, qui était de 39°5 avant-hier, a été hier de 39 degrés, aujourd'hui de 38°8.

La langue est moins sèche, mais très saburrale. Amaigrissement très rapide. Teinte subictérique marquée des conjonctives.

Pouls = 118, encore faible malgré une injection souscutanée de 75 centigrammes de caféine.

Aux poumons : en arrière, matité et vibration ;

Aux deux tiers inférieurs droits : souffle, quelques frottements expiratoires ;

Râles crépitants vrais dans l'aisselle.

Resp. = 46.

Il est à noter que les douleurs fulgurantes sont devenues très pénibles depuis le début de la pneumonie.

Mort le 18 janvier 1901.

Autopsie le 19 janvier 1901.

Cadavre très émacié. Sur les parties déclives, taches violacées de décubitus. Pas d'escarre sacrée, ni fessière. Légère écorchure au niveau du coude gauche et des malléoles de la jambe gauche.

Thorax :

A droite, réaction pleurale, un peu de pus ; fausses membranes récentes, fibrineuses, épaisses et jaunâtres.

Lobe supérieur hépatisé, compact, ne crépite plus, va au fond de l'eau. Sur la coupe, aspect grenu, zones d'hépatisation rouge ; en certains points, teinte grisâtre.

Dans les autres lobes, congestion avec zones d'engouement ; muco-pus dans les bronches : îlots de pneumonie lobulaire.

A gauche : emphysème et congestion. Un nodule fibreux tout petit au sommet.

Cœur : rien à noter, 480 grammes.

Aorte : un peu d'athérome, quelques rares plaques de coloration modifiée.

Foie : rien, 1980 grammes.

Rate : un peu grosse, diffluente, 230 grammes.

Reins : congestionnés ; se décortiquent bien ; 160 grammes pour chacun.

Cerveau, 1210 grammes.

Cervelet, protubérance et *bulbe,* 180 grammes.

Corps pituitaire, 1 gr. 70.

Moelle. — Rien du côté de la colonne ; pas de méningite spinale.

La moelle est ferme. Aspect légèrement moniliforme avec des renflements successifs et, d'ailleurs, à très grand rayon.

Sur une coupe, au simple examen macroscopique, aspect grisâtre des cordons postérieurs, et, dans le cordon latéral, on aperçoit de même des zones de coloration modifiée.

Cerveau.

Le crâne est friable, surtout le frontal qui est aminci et se laisse facilement casser.

La pachyméninge est très épaissie. Sa surface interne est fortement congestionnée. Pas d'épanchement sanglant, mais pachyméningite nette.

Au-dessous et dans l'épaisseur de la méninge molle, sur la convexité des hémisphères on aperçoit, particulièrement le long de certains vaisseaux, un exsudat gélatiniforme gris jaunâtre. (Culture et examen microscopique direct de cet exsudat.)

Rien à l'examen macroscopique du cerveau et du méso-céphale.

Le *corps pituitaire* est très augmenté de volume, atteignant celui d'une noix, et de consistance très molle.

Examen direct de la sérosité trouvée dans les méninges, à la surface du cerveau, par MM. Cade et Barjon :

On trouve de nombreux globules rouges ; quelques très rares lymphocytes, aucun autre élément cellulaire. Il existe quelques pneumocoques, très nets, à grains un peu gros avec capsule colorable par le Gram.

20 janvier 1901. — La culture en bouillon s'est troublée. L'examen montre une culture pure de pneumocoques ayant même aspect que ceux de la sérosité

Inoculation à la racine de la queue d'une souris blanche, sous la peau de 1 centimètre cube de culture. La souris succombe le 23 ; l'examen de son sang montre un grand nombre de pneumocoques semblables aux précédents.

Les troubles de la démarche et de la station, les troubles de la parole, l'intégrité de l'intelligence, l'absence de troubles génitaux, le tremblement des membres supérieurs, les mouvements choréiformes, l'absence de Romberg, l'abolition des réflexes rotuliens, l'absence de troubles oculaires et de troubles trophiques, la présence d'une cyphose cervico-dorsale, d'un léger équi-

nisme des pieds forment un ensemble symptomatolo-
gique suffisant pour permettre de poser le diagnostic
de maladie de Friedreich.

Nous ferons remarquer la présence de douleurs fulgurantes.

Quant au début, il semble bien que c'est à la suite de
la maladie de poitrine que l'affection commença, pour
recevoir plus tard un coup de fouet sous l'influence de
l'entérite.

L'hérédité est en somme très chargée chez ce malade,
était-ce une hérédité similaire? Les renseignements
précis font défaut à ce sujet, de même que sur son
enfant.

Observation XXXV

Thèse de Ribel (Paris, 1894).

Auguste H..., trente-quatre ans et demi, entre à Bicêtre
le 12 novembre 1881 (service de M. Déjerine).

A. H. — Père soixante-six ans, homme de peine, très
robuste, a marché très tard et, à sept ans, a présenté de
l'incontinence d'urine jusqu'à treize ans.

Néanmoins, sa santé générale était bonne; à trente-deux
ans eczéma généralisé, durant trois ou quatre mois, qui
récidiva plusieurs fois. Fortes habitudes alcooliques. Caractère irritable. Pas de syphilis.

Mère, soixante-deux ans, n'a jamais été malade. Pas nerveuse. Pas d'antécédents névropathiques dans sa famille.
Elle a eu douze enfants du même père.

Il ne reste plus aujourd'hui que deux enfants vivants.
Une fille de trente ans, santé délicate pendant l'enfance,
mariée à vingt et un ans et qui a eu trois enfants. Une fille

de quatre ans, bonne santé. Huit sont morts de convulsions à des âges ne dépassant pas six mois, une autre fille à cinq ans, de méningite tuberculeuse; une autre à dix-neuf ans, de granulie aiguë.

La mère fait observer très nettement que la plupart des fécondations ont eu lieu alors que le mari était en état d'ivresse ou d'excitation alcoolique manifeste.

La famille a vécu plusieurs années dans une grande misère, logeant dans un rez-de-chaussée très humide.

A. P. — Bien portant dans sa première enfance. Marche à quatorze mois. Pas de fièvres éruptives, ni d'autres maladies. *Incontinence d'urine* jusqu'à dix ans.

C'est vers l'âge de neuf ans que l'attention des parents est attirée par des chutes sans aucune raison. A treize ans, les chutes de plus en plus nombreuses l'obligent à entrer à l'hôpital.

OBSERVATION XXXVI

Soca (th. de Paris, 1888).

P..., Alexandre, dix-huit ans, entre à Saint-Antoine, service de M. Hanot, le 19 juin 1888.

A. H. — Père, quarante-huit ans, sobre, vie réglée, un peu coléreux seulement, pas de maladie nerveuse, ni autres.

Mère, quarante-huit ans, bonne santé. Migraine depuis vingt ans, une fois par mois. Pas de fausses couches, ni d'autres maladies.

Un frère de la mère souffre de la migraine, les autres frères et sœurs sont biens portants.

Les parents ne sont pas consanguins. Ils ont eu trois enfants. L'aîné est le malade; le deuxième a treize ans et se porte bien; le troisième était une fille, morte il y a quatre ans, à la suite d'une fluxion de poitrine, sans avoir jamais été malade auparavant.

A. P. — Suffisamment développé pour son âge. Ignore à quelle date il a marché. Intelligence ordinaire, 2 litres de vin par jour, pas d'autres liqueurs.

A deux ans, *rougeole;* peu de temps avant, il a eu, dit-il, une sorte de fièvre muqueuse. Pas de ganglions, ni de maux d'yeux, ni d'écoulements purulents. S'enrhume facilement du cerveau, et il a eu ce qu'il appelle « la gourme », qui a duré jusqu'à quinze ans. C'était peut-être une teigne faveuse, à en juger par les cicatrices du cuir chevelu.

A douze ans, il a fait une *chute* qui lui a valu une plaie à la région temporale, suivie, d'après lui, d'une forte hémorragie ; sa vie aurait été en danger.

La maladie actuelle a débuté, fait sur lequel le malade insiste avec persistance, cinq ou six mois après le coup reçu sur le front, par la faiblesse des jambes.

Observation XXXVII

Chauffard *(Sem. médic.*, 1893).

Georges C..., huit ans.

A. H. — Néant. Père et mère vivants et bien portants, pas de tare nerveuse.

Il a deux sœurs et un frère plus jeunes que lui, bien portants.

Donc, pas de caractère familial.

A. P. — Pas de maladies. Né à terme. Marche à un an. Début de l'affection à trois ans et demi.

Observation XXXVIII. Ladame.

A. X..., vingt-quatre ans (1886).

A. H. — Père, cinquante-six ans, robuste. Mère bien portante, très nerveuse, Un frère âgé de seize ans, n'a marché qu'à trois ans et demi, peu développé pour son âge. Une sœur cadette bien portante.

A. P. — Nourri au sein par la mère. Marche à quinze mois.

A huit ans, apparurent les premiers troubles de la marche ; l'enfant tombait assez souvent. Deux ans après, il devint maladroit des mains. Cinq ans après le début, troubles de la parole.

Intelligence très développée. A vingt et un ans, rhumatisme articulaire aigu dont la convalescence dura plusieurs mois et après laquelle il ne put plus marcher seul.

Observation XXXIX. Rutimeyer.

Jacob B... a, vers quatre ans, la *danse de Saint-Guy* qui lui dure six mois. De cette affection lui est restée une faiblesse et une incertitude dans la marche. A dix-sept ans, il est paralysé. Nystagmus. Sensibilité intacte. Réflexe patellaire aboli. Crises épileptoïdes dans sa dernière année ; il meurt à dix-huit ans au milieu de l'une d'elles.

Observation XL. Bonnus.

Louis G..., trente et un ans, frère de Jules G..., entre à la Salpêtrière en 1892.

A. — Le malade a eu jusqu'à quinze ans de l'*incontinence d'urine*. Début de l'affection vers vingt et un ans par des troubles de la marche qui le firent réformer au bout de onze mois de service. Migraines ophtalmiques, symétriques, violentes.

En 1892, douleurs de reins et douleurs fulgurantes dans les membres inférieurs ; apparition des troubles de la parole. Nystagmus. Absence des réflexes rotuliens. Signe de Romberg. Pas d'Argyll Robertson.

Diagnostic porté par Charcot ; maladie de Friedreich.

Observation XLI. Vizioli.

Vincenzo V..., quarante-quatre ans, robuste, un peu obèse.

A. H. —

A. P. — Onanisme. Blennorragies. Chancres(?). Pas d'autre maladie. A marché jusqu'à quatorze ans, sa marche était anormale déjà. Les mouvements des membres supérieurs deviennent alors irréguliers, la parole s'altère. A vingt-trois ans, marche impossible, Pouvoir sexuel très développé et bien conservé. Marié à trente-cinq ans, il a eu cinq enfants dont deux ont déjà la maladie de Friedreich.

Observation XLII. Déjerine.

R... Henri, vingt-huit ans, entre le 5 février 1890 à Bicêtre.

A. H. — Père mort à quarante-cinq ans d'une fluxion de poitrine.

Mère bien portante, enfant naturelle de père alcoolique, Neuf enfants dans la famille dont cinq morts en bas âge d'affections indéterminées. Des quatre enfants survivants, deux frères sont bien portants. Les deux autres, le malade et sa sœur, sont atteints de Friedreich.

Cypho-scoliose depuis l'âge de quatre à cinq ans.

A. P. — A onze ans, *luxation de l'épaule.*

Début vers quatorze ans.

Observation XLIII. Déjerine.

H... Fanny, née R..., quarante-quatre ans, sœur du précédent, vient consulter à Bicêtre le 18 avril 1890.

A. P. — Elle n'a jamais eu, dit-elle, d'autre maladie que celle dont elle est atteinte depuis son enfance et qui l'a . rendue infirme.

Le début de l'affection remonte aux premières années de sa vie.

Observation XLIV

Descroizilles *(Progrès médical*, 1886).

D .. Alfred, six ans et demi.

A. H. — Le père, homme de peine aux Halles, nie la syphilis et l'alcoolisme. Mère bien portante, débilité intellectuelle. A leur connaissance, pas d'affection nerveuse chez les ascendants directs ou chez les collatéraux des deux. côtés.

Quatre enfants : A. D... est l'aîné. Le deuxième est une petite fille de quatre ans qui parle depuis quelques mois seulement et qui a paru pendant longtemps arriérée au point de vue intellectuel. Le troisième est un garçon de trois ans, régulièrement développé. Le quatrième est une petite fille de un an à peine, morte à la suite de symptômes convulsifs.

A. P. — Allaité par sa mère jusqu'à un an. Marche et parle vers le treizième ou quatorzième mois. Il atteignait la fin de la seconde année lorsqu'il *tomba* d'une petite chaise sur laquelle il était assis et dont la hauteur ne dépassait pas 15 ou 20 centimètres. Peu de temps après cet accident, on remarqua qu'il ne marchait plus comme les enfants de son âge et, presque à la même époque, on s'aperçut qu'il ne parlait plus aussi clairement qu'il l'avait fait de prime abord.

Examen en 1884. Tremblement dans les membres supérieurs. Dans l'attitude verticale, il est obligé d'écarter les jambes. Marche ataxique, hésitante.

Parole hésitante, saccadée. Nystagmus. Expulsion involontaire de l'urine et des matières fécales. Réflexes rotuliens conservés.

En 1885, tremblement intentionnel qui, n'existant pas à l'état d'inaction, se produit au moindre mouvement volontaire. Les mots sont articulés lentement, avec peine. Pas de douleurs fulgurantes.

Si ce cas est bien un Friedreich, comme plusieurs observateurs l'admettent, nons devons attirer l'attention sur la conservation des réflexes rotuliens, le début après une chute, l'absence du caractère familial, l'absence d'hérédité nerveuse.

Nous ne ferons que mentionner les cas de Freyer, Klippel et Durante, Lunz, Erliki et Ribalkin, Alexander Katz, dans les antécédents desquels on trouve une maladie infectieuse, mais qui sont contestés par un grand nombre d'auteurs, en tant que Friedreich.

Oulmont et Ramond signalent dans le *Mercredi médical*, 1895, que les trois cas de Klippel et Durante, rangés par Marie dans l'hérédo-ataxie cérébelleuse ont évolué notablement et que deux des malades, primitivement ataxiques cérébelleux, sont en train de devenir des ataxiques héréditaires.

TABLEAU DES OBSERVATIONS

OBSERVAT.	NOMS des auteurs	ANTÉCÉDENTS personnels	CARACTÈRE familial	HÉRÉDITÉ
I.	Pic et Bonnamour.	Fièvre typhoïde. .	Absent.	Nulle.
II	Amouroux	Fièvre typhoïde. .	—	Père tuberculeux.
III. . . .	Variot	Coqueluche	—	Nulle.
IV. . . .	Petit	Rougeole suivie de pneumonie. , . .	—	Nulle.
V	Soca	Coqueluche	(?).	Père tabétique. Mère hystérique.
VI. . . .	Demoulin	Grippe	Absent.	Nulle.
VII.. . .	Bonnus . , ...	Syphilis	—	Père cardiaque.
VIII. . .	Baumel.	Coqueluche	—	(?)
IX. . . .	Simon	Diarrhée dysentériforme.	—	Nulle.
X	Gilles de la Tourette et Huet . .	Fièvre muqueuse .	—	Père alcoolique.
XI. . . .	—	Maladie fébrile indéterminée. . . .	—	Nulle.
XII . . .	Bezold	Scarlatine et rougeole	—	Père mort d'hémorragie cérébrale.
XIII. . .	Mac Caw.	Broncho-pneumonie	—	Nulle.
XIV. . .	Mackenzie.	Rougeole.	—	Nulle.
XV. . . .	Combes	Eruption généralisée (?)	—	Père rhumatisant.
XVI. . .	Botkine.	Fièvre typhoïde . .	—	Mère hystérique. Père Friedreich (?).
XVII . .	Bezold	Influenza.	—	Nulle.
XVIII . .	Levkovitch.	Fluxion de poitrine	—	Nulle.
XIX. . .	Bezold	Scarlatine et Rougeole.	—	Père mort d'apoplexie cérébrale.
XX. . . .	Koptchinski	Variole et scarlatine.	—	Mère tuberculeuse.

OBSERVAT.	NOMS des auteurs	ANTÉCÉDENTS personnels	CARACTÈRE familial	HÉRÉDITÉ
XXI. . .	Personnelle	Coqueluche	Présent.	Mère a eu la variole,
XXII. . .	—	Scarlatine	—	—
XXIII. .	Mackay.	Rougeole et scarlatine.	—	(?)
XXIV . .	Dreschfeld	Fièvre typhoïde. .	—	(?)
XXV. . .	Rütimeyer	Scarlatine	—	Nulle.
XXVI . .	—	Fièvre typhoïde. .	—	(?)
XXVII. .	Musso	Variole	—	Mère démente et alcoolique.
XXVIII .	—	—	—	—
XXIX . .	—	—	—	—
XXX. . .	Bonnus.	Rhumatisme articulaire aigu . . .	—	Père alcoolique.
XXXI. .	Cohn.	Scarlatine	—	—
XXXII. .	—	—	—	—
XXXIII .	Greenlees et Purvie	— . . . , ,	—	Nulle.
XXXIV .	Personnelle	Maladie de poitrine (?)	(?).	Père atteint de tremblement.
XXXV. .	Ribel.	Incontinence d'urine.	Absent.	Père alcoolique.
XXXVI .	Soca	Chute	—	Mère atteinte de migraine.
XXXVII.	Chauffard	Nuls (?).	—	Nulle.
XXXVIII	Ladame	(?).	—	Mère très nerveuse.
XXXIX .	Rütimeyer	Danse de St-Guy .	Présent.	(?)
XL . . .	Bonnus.	Incontinence d'urine . . . . . . ,	—	Père alcoolique.
XLI. . .	Vizioli	Onanisme. Blennorragie	—	(?)
XLII. . .	Déjerine	Luxation de l'épaule.	—	Mère fille de père alcoolique.
XLIII . .	—	Nuls (?).	—	(?)
XLIV . .	Descroizilles. . . .	Chute	Absent.	Mère a de la débilité intellectuelle.

CONCLUSIONS

I. L'analyse de nos observations personnelles, ainsi que de celles qui ont été antérieurement publiées, nous a conduit à admettre la fréquence de quelques signes insuffisamment mis en évidence jusqu'ici, ou considérés comme exceptionnels, et parmi lesquels nous rappellerons :

a) Les mouvements athétoïdes et l'instabilité choréiforme, en particulier l'ataxie statique de la tête aboutissant à des mouvements oscillatoires comparables au « balancement de la tête de l'ours » ;

b) Les troubles bien spéciaux de la parole, laquelle est à la fois suspirieuse et explosive, en même temps que traînante et scandée ;

c) La « main bote » comparable au pied bot de Joffroy ;

d) Les troubles de la sensibilité avec douleurs fulgurantes ;

e) Les analgésies viscérales.

f) Les phénomènes bulbaires qui, par leur ensemble, peuvent constituer une forme clinique d'un pronostic particulièrement grave ; c'est « *le syndrome bulbaire de la maladie de Friedreich* ».

II. La durée de la maladie de Friedreich a oscillé dans le cas de T..., entre l'âge de quatorze ans et celui de trente-neuf ans ; dans l'observation XXXIII entre neuf et treize ans.

La marche en est progressive et fatale. Les rémissions n'ont été signalées que dans des observations peu probantes.

III. L'anatomie pathologique montre l'existence des lésions suivantes :

a) Lésions constantes, gracilité de la moelle, sclérose des faisceaux de Goll, toujours très accentuée, de Burdach, variable ;

b) Lésions presque constantes, sclérose des faisceaux cérébelleux direct et pyramidal croisé, atrophie des cornes et des racines postérieures, dégénération du tractus de Lissauer, atrophie des colonnes de Clarke ;

c) Lésions inconstantes, dégénération du faisceau de Gowers, des cordons et des cornes antérieurs, du canal de l'épendyme, des nerfs périphériques et des ganglions spinaux, pachyméningite ; enfin, dans quelques cas, lorsque le syndrome bulbaire a été observé pendant la vie, lésions atrophiques des noyaux gris du plancher du IVe ventricule, en particulier, acoustique, hypoglosse, pneumogastrique ;

d) L'intégrité des zones cornu-commissurales, de la partie externe de la zone radiculaire postérieure, du centre ovale de Flechsig, des racines antérieures.

IV. En dehors des lésions précédentes qui font partie intégrante de l'anatomie pathologique de la maladie

de Friedreich, on peut observer d'autres lésions (arté-
rite, ramollissement, etc.), qui ne font pas partie du
complexus anatomo-pathologique propre à cette maladie, mais qui sont intéressantes à signaler, non seulement parce qu'elles se sont manifestées pendant la vie
par des symptômes compliquant le tableau clinique
habituel (hémianesthésie, hémianopsie, etc.), mais
encore, et surtout, parce qu'elles sont probablement
fonction, comme les lésions principales elles-mêmes,
d'un même processus infectieux initial.

V. En effet, ce nom d' « ataxie héréditaire », im-
posé à la maladie de Friedreich doit être abandonné.

Le caractère familial de cette maladie n'est pas aussi
universel que l'admettent les classiques. Dans bien des
cas l'origine familiale fait défaut, et les premiers symptômes paraissent remonter à une maladie infectieuse ;
c'est ce que démontrent en particulier l'étude de l'une
au moins de nos observations, et celle de quelques
autres déjà publiées et qui lui sont, à ce point de vue,
très comparables.

INDEX BIBLIOGRAPHIQUE

Achard, Bulletin de la Société anatomique, 1890.

Amouroux, th. de Paris, 1899.

Aurélio Bianchi, Gazeta degli ospitali, 1882.

Auscher, Société de biol., 1890 et Arch. de phys. et path., 1893.

Ballet et Minor, Arch de neurol., 1884.

Barjon et Cade, Liquide céphalo-rachidien dans la maladie de Friedreich (Soc. de biol., 1901).

Bassi, Gazetta degli ospitali, 1893 (Revue neurol., 1894).

Baumel, Mercredi médical, Paris, 1891.

Baumelin (de Bâle), Revue neurologique, 1902.

Bayet, Maladie de Friedreich et hérédo-syphilis (Journ. de neurologie, 1902).

Berdez, Archives de neurologie, Paris, 1898.

Bezold, Deutsche Zeitschrift für Nervenheilkunde,

Blocq, Archives de neurol., 1887.

Blocq et Marinesco, Société de biologie, 1890.

Bonnus, th. de Paris, 1898, Société anat. de Paris, 1897.

Botkine, Sluchi Friedreich Balesni. Med. oboz. Mosk., 1885.

Bouchaud, Journal des sciences méd. de Lille, 1899.

Brissaud, Leçons sur les maladies nerveuses, 1893.

Brousse, th. de Montpellier, 1882.

Bur, University medical Magazine, Philadelphie, 1894.

Carpenter, The med. Times and Gaz. (vol. II, 1872).

Carré, De l'ataxie locomotrice progressive (th. de Paris, 1862).

Charcot, Leçons du mardi, 1887-1888 (Progrès médical, 1884-1887).

Chauffard, Sem. méd., 3o août 1893.

Cestan, Pied bot, Soc. anat., 9 décembre 1898. Paris.

Cestan et Sicard, Les analgésies viscérales dans la maladie de Friedreich (Rev. neurol., p. 111, 1903).

Cestan et Sicard, La « main bote » dans la maladie de Friedreich (Rev. neurol., 1903).

Cohn P., Neurolog. Centralblatt, 1898.

Combes Philippe, Maladie de Friedreich (th. de Montpellier, 1902).

Combemale et Ingelrans, Congrès de Toulouse, avril 1902.

Cousot, Bulletin de l'Académie royale de médecine de Belgique, 1902.

Cuche, th. de Lyon, 1887.

Crozer-Griffith, American Journal of the medecine sc., oct. 1888.

Dana, The medical Record of New-York, 1887.

— Postgraduale, New-York, 1896.

Debove, Gazette des hôpitaux, Paris, 1890.

Demoulin, th. de Lille. 1902.

Déjerine, Sclérose combinée de la moelle épinière (Sem. médic., 1886).

— L'hérédité dans les maladies du syst. nerv. (thèse d'agrégation, 1886).

Déjerine, Anat. path. Soc. de biol., 1890 (7 juin, 22 février).

Déjerine et Letulle, Soc. biol., 8 mars 1890.

Déjerine et A. Thomas, L'atrophie olivo-ponto-cérébelleuse (Nouv. iconographie de la Salpêtrière, 1900).

— Art. Maladie de Friedreich, in Traité Brouardel et Gilbert, 1902.

Deschamps (de Rennes), Annales d'électrobiologie, 1898.

Descroizilles, Progrès médical, Paris, 1886.

Destrée, Journal de médecine et de pharm. de Bruxelles, 1892.

Dreyer-Dufer, Gazette hebdomadaire, 1897.

Drochefeld, Liverpool medical and surgical Reports, 1876.

Dulché, Maladie de Friedreich (Progrès médical, 30 juin, 1888).

Dumon, th. de Lyon, 1902.

Edinger, Real Encyclopeadie der Gesammten Heilk. 3e édition.

Erliki et Rybalkin, Arch. für Psychiatrie.

Fazio, Revista clinica, 1885.

Féré, Progrès médical, 1882.

Ferrier, Case of Friedreich disease (Brit. med. journal, 1887).

Freyer, Gazette médicale, Paris, 1887.

Friedenreich, Neurologisches Centralblatt, 1892.

Friedreich, Arch. für path. Anat. und Phys. u. für. klin. Med.
— Virchows Arch., 1863-1876.

Gilles de la Tourette et Huet, Iconographie de la Salpêtrière, 1888-1898.

Geigel, Analyse in Centralblatt. f. Nervenheilkunde, 1892.

Gordon, The Philadelphia medical Journ., 29 juin 1901.

Giuzetti, Riforma medica, 1893. Il policlino, 1894.

Gerest, th. de Lyon, 1898.

Glyn, Liverpool med. and surg. Journal, 1887.

Grasset, Traité des maladies nerveuses, 1885 (Arch. de neurol., 1886),

Grasset et Rauzier, Traité pratique des maladies nerveuses, 1894.

Grolano Mirto, Giornale dell'Ass. dei medici e naturalisti. Napoli, 1893.

Hallion, Iconographie de la Salpêtrière, 1892.

Hammond et Seguin, The Med. Times and Gaz., 1882.

Hoffmann, Médecine moderne, 1895.

Joffroy, Gazette hebdomadaire, 1888.

Kahler et Pick, Arch. f. Psychiatrie Anal. in Centralblatt, 1880.

Katz, Presse médicale, 1894.

Kellog, In Arch. of Electrol. and Neurol., 1875.

Klippel et Durante, Revue de médecine, 1892.

Koenig, Berl. klin. Woch., 1895.

Krafft-Ebing, Semaine médicale, 1894.

Krause, Revue neurologique, 1893.

Ladame, Revue médicale de la Suisse romande, 1889.

Lecoq, Archives gén. de médecine, 1861.

Lenoble et Aubineau, Revue neurol., 1901.

Lépine, Revue de médecine, 1896.

Letulle et Vaquez, Soc. de biol., 1890.

Leubuscher, In Berlin. klin. Wochenschr., 1882.

Lewellys F. Barker, Revue neurol , 1904.

Londe, th. de Paris, 1895.

Londe et Lagrange, Annales de médecine, 1895.

Longuet, Union médicale, 1884.

Luntz, Deutsch. med. Woch , 1893.

Macalister, Brit. med. Journal, 1886.

Mackay, Brain, 1898.

Mac Caw, The Lancet, 1893.

Mackenzie, The American Journ. of the medical sciences, 1894.

Magnus, Norsk Magazin for Lœgeviderskaben, 1899.

Mannini, La Riforma medica, 1903.

P. Marie, Semaine médicale, 1893 — Leçons sur les maladies de la moelle, 1892.

— Traité de médecine, 1894. — In Bouchard et Brissaud, 1904.

Martin, Nord médical, 1898.

Massalongo, Revista veneta delle scienze mediche, 1884.

Moussus, In Traité des maladies de l'enfance de Grancher, t. IV, 1898.

Musso, Rivista clinica, 1884.

Olenoff, th. de Montpellier, 1903.

Ormerod, Med. chir. Transact , 1885

Oulmont et Ramond, Mercredi médical, Paris, 1895.

Roman Pacheco, Revista del Hospital de Ninos, Buenos-Ayres, 1898.

Paravicini, Correspondenzblatt für Schweizer Aerzte, 1901.

Perragaut, Revue neurol., 1896.

Petit, Journal de clinique infantile, 3o juin 1898.

Philippe et Oberthur, Revue neurologique, 1901.

Pic et Bonnamour, Nouv. Iconographie de la Salpêtrière, avril 1904.

Newton Pitt, Guy's hospital Reports, 1887.

Prévost, Arch. de phys. norm. et path., 1877.

Rauzier, Montpellier médical, 1893.

Raymond, Arch. de phys , 1882. — Maladies du syst. nerveux, 1894.

— Cliniques, 1898. — Article tabes in Dechambre.

Ribel, th. de Paris, 1894.

Rossi, Il manicomio moderno, 1893 (Revue neurol., 1893).

Rouffinet, L'Œil (th. de Paris, 1891).

Rutimeyer, Virchow's Arch., 1887.

Sauger Brown, Brain, 1892.

Schoenborn, Neurol. Centralblatt, 1901.

Schultze, In neurol. Centralblatt, 1883. — Berliner klinische
        Wochenschrift, 1894.

Sczcypiorski, Revue bibl., 1892.

Senator, Berliner klinische Wochenschrift,¹ 1893-1894.

Seppili, Revista sperimentale de Frenatria, 1883.

Simon et Philippe, Progrès médical, 1897.

Soarès de Souza, th. de Rio de Janeiro, 1887.

Soca, th. de Paris, 1888.

Stintzing, Munich. med. Woschensc., 1887.

Surmont. Bulletin médical du Nord. Lille, 1889.

Svitalski, Revue neurologique, 1901.

Everett-Smith, Boston med. and surg. Journ, 1885.

Teissier, Lyon médical, 1884.

A. Thomas et J. Roux, Revue de médecine, 1901.

Thoinot et Masselin, Revue de médecine, 1894.

Variot. Journal de clinique infantile, 1898.

Vedel, Montpellier medical, 1902.

Vésely, Casopis ceskych lekaru, 1895.

Vincelet, th. de Paris, 1899.

Vizioli, Giornale di neuropatologia, 1885.

Vulpian, Maladies de la moelle épinière, t. I, 1879, t. II, 1886.

Wickel, München med. Wochenschr., 1900.

Waelle, Correspondenzblatt. f. schweitz. Aerzte, 1884.

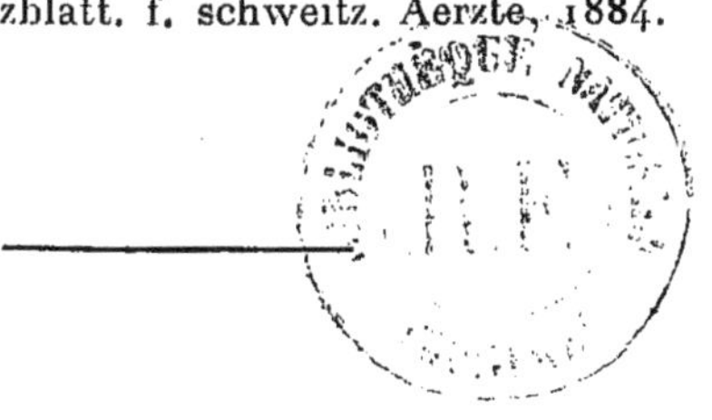

TABLE DES MATIÈRES

Lyon. — Imp. A. Rey, 4, rue Gentil. — 36740